がんの再発
こう防ぐ、こう治す

免疫統合医療「赤木メソッド」で再発に挑む

赤木純児
＋ライターM

JN209824

ワニブックス
|PLUS|新書

はじめに

本書は、私がワニブックス【PLUS】新書で出版する3冊目にあたります。

そして、今回のテーマは「がんの再発」についてです。

3年前に上梓した1冊目は『がん治療の「免疫革命」』。これはステージ4、あるいは標準治療で「もう手のほどこしようがない」と宣告され、「がん難民」と呼ばれる患者さんたちへの免疫治療（「赤木メソッド」と呼んでいただいている）の成果をまとめたものです。2冊目の『がんを切らずに治す』では、がんと診断された当初から、標準治療（手術、抗がん剤治療、放射線治療）を選ばなかった患者さんに対する「赤木メソッド」による治療の効果を記しました。

いずれも反響が大きく、免疫治療によって、がんに立ち向かう患者さん、そして医師が増えていると実感しています。

なぜ私が今回、がんの再発についての本を書こうと思い立ったのか。

そこには、ある患者さんのケースが大きく影響しています。その患者さんは、3年前、88歳のときに下咽頭がんのステージ4と診断され、手術を選択せずに私のクリニックを訪れました。そうして、「赤木メソッド」による免疫治療をほどこしたところ、わずか一カ月半で3・5㎝のがんはきれいに消失しました。

ところが――、その2年半後、咽頭がんが再発したのです。その再発をきわめて早い段階で発見し、オプジーボ（免疫チェックポイント阻害薬）の投与によって完治させたことで、「赤木メソッド」は、がんの再発予防における大きな希望にもなり得ると確信したのです。

その確信に背中を押されて、私は、がんの再発にまつわる治療に本腰を入れて取り組むようになりました。

そこに、本書の共同執筆者であるフリーライター、M氏との出会いが重なります。M氏は、ある分野にまつわる小説、研究本を何冊も上梓した歴とした作家です。そうした背景がありながら、なぜ、彼が本名を明かせないのか――、その理由については、本人の弁にゆだねることにします。

M氏は3年前に、直腸がんのステージ2と診断され、手術を受けた結果、リンパ節転移が発覚したことによってステージ3となります。手術は成功したものの、その日から、彼は再発の不安と無縁ではなくなりました。彼がその不安を払拭するために、築地の『TOKYO免疫統合医療クリニック』を訪れたことが、本書の出版につながりました。

本書は、がん再発と闘うM氏の体験記と、がんの再発防止にアプローチする「赤木メソッド」の解説とがコラボするかたちで構成されています。そうした構成が、再発をめぐる読者のみなさんの疑問と不安に応え、選び得る新しい選択肢を分かりやすく提示できていることと思います。

がんになった患者さんは、たとえ治療がうまくいったとしても、深く沈んだ澱《おり》のように、心のどこかに常に再発の恐怖を抱えるものです。

しかし、医師の側はそんな患者さんたちの心配に、十分に応えてきたとは思えません。私にもそんな反省があります。がんの再発について書かれている本にも、食生活を変える、ストレスを抱えないなど生活習慣を改善するといったメッセージが溢れています。

確かに、がんを発症する前に生活習慣を見直すことは大切です。

しかし、それだけでは、がんの再発をめぐる問題に正対しているとは思えません。本書が、がんの再発に悩むがんサバイバーの方々への、一筋の希望の光になり得るなら、こんな幸せなことはありません。

2025年3月

赤木純児

はじめに …… 2
序章 …… 11
[再発がんの消滅に見えた、再発予防の転換点] …… 13
[「赤木メソッド」のポイントは、水素ガス吸入] …… 22
第1章　がんはメスでは取り切れない …… 29
[免疫療法ががん治療の一番手になる日] …… 31
[がんは取り切れました、という言葉が意味すること] …… 35
●「再発リスク大」の告知 …… 37
[CTC検査があばくがん消失のウソ] …… 39
[免疫にかけられた二重のロック] …… 49
[免疫ががんの味方をしてしまう状態とは] …… 51
[免疫サイクルにおける2つのブレーキ] …… 56

第2章　抗がん剤で「再発予防」の笑えない皮肉……61
［がんの部位によって、それぞれの切られる苦しみがある］……64
●「再発予防」がもたらした「再発の危険」……70
第3章　免疫療法に革命をもたらした、水素ガスのマジカル・パワー……77
［術後化学療法は、免疫を上げなければならないときに免疫を下げる］……79
●遠隔転移の疑い……84
［CT検査で発見されるのは、1㎝以上のがん］……89
［検査の迷宮入り］……93
●ふいに開いた、免疫療法への入口……96
［知られざる、水素ガスによるがん治療革命］……100
●PET-CTという検査の意味……103
［検体が採れるか採れないかは、外科医の腕しだい］……109

●自宅に届けられた水素ガス吸入器 112
［思い出される、水素ガス吸入器との運命的な出合い］ 113
●「怪しい影」が突然に消えた 119

第4章 「再発予防」は標準治療の管轄外 127

●新たな味方、「ハイパーサーミア」 129
［がん治療と血流促進の関係］ 133
●術後1年目の再発警戒 140
●腫瘍マーカーの数値に異常あり 144
●「2・6㎝の影」の正体が、なぜCTで特定できない？ 148
［がんには、典型的な形というものがある］ 151

第5章 「手術をしない選択」が「再発予防」の第一歩 159

●がんの「再発予防」を、保険医療にまかせていいのか 163

［疑わしきは免疫状態検査へ］…… 165
●がんを宣告された人は、こうして「手術」へと誘導される…… 169
［日本のがん治療は、圧倒的に手術が主流］…… 172
●「医者ガチャ」であきらめてはならない…… 180
［免疫療法と腫瘍内科医］…… 182

第6章　再発予防の経済学…… 185

［CTC検査が一度ですむのは、どんな場合なのか］…… 186
［がん治療と再発予防、料金はどれだけ違うか］…… 193

第7章　がんの「再発予防」は、免疫状態を良好に保つことにつきる…… 199

●直腸がんの手術以来、はじめての安堵…… 201
［免疫のアクセルが踏み込まれる］…… 203

終章 ………… 209
［再発の目印は、抑制性キラーT細胞にあり］ ………… 212
［がんの帯状疱疹化、ということ］ ………… 220

序章

赤木純児医師よりご紹介にあずかったMが、このページから筆者として本書の半分を受け持つことになる。ついでに自己紹介したいところだが、匿名希望なのだから、そのプロフィールは「東京で生まれ育った、60代後半のフリーライター」だけですんでしまう。

その筆者がMというイニシャルによって実名を隠し、さらに、文中に登場する医療機関および医療関係者の実名をことごとく隠すかたちをとっているのは、ネット上に蔓延《まんえん》する誹謗中傷《ひぼうちゅうしょう》に鑑《かんが》みての、あらゆる組織、個人の活動に支障をきたさないがための配慮である。

念のために断っておくと――、Mという一人称が、いまこうして書いている筆者とは別人であるような印象をあたえるかもしれないが、筆者とMは同一である。

2022年8月、都内の総合病院でがんの摘出手術を受けたMは、標準治療における「再発予防」の効果に強い疑念を抱き、水素ガス吸入療法、温熱療法といった免疫療法を試み始めた。その転回をきっかけに、独自開発の免疫療法をほどこす赤木純児医師にめぐり会い、画期的な再発予防メソッドへと導かれることになったのである。

以上の道筋は、およそ3年間にわたっている。本書は、その道筋をたどったMの体験記に、免疫療法を先導する赤木医師の専門知識と経験則に裏づけられた談話がリンクするスタイルで進行する。

【再発がんの消滅に見えた、再発予防の転換点】

赤木純児

私ががん再発の予防について真剣に考えるきっかけとなったのが、小山和作《わさく》医師のケースだった。そのケースにめぐり合うまでは、目の前のステージ3あるいは4の患者さんたちの治療に専心していたため、がん再発の予防について真剣に考えるゆとりなどはなかった。

免疫医療の担い手となる以前、私は消化器系のがん専門の外科医として毎日のように手術をおこなっていた。そうしたさなか、手術の数カ月から数年後に再発によって私のもとへ舞い戻る患者さんが少なからずいることに、挫《ざ》折《せつ》感と無力感をつのらせていた。再発がんのほとんどは深刻な転移をともなっており、再手術はきわめて困難になる。よって、抗がん剤治療に頼るよりほかないのだが、この場合、回復の望みはあまりにも薄く、多くは悲惨な終末を迎えることになった。

「今回の手術は完璧だ」と、自信をもって日常の生活に送り返した患者さんでさえ再発の例に漏れなかったのだから、私の失望はなおさらだった。

だが、そうした外科医としての挫折感が、私をして「標準治療」から「免疫療法」への転換をうながしたのだ。

同じがん治療でも、「標準治療」と「免疫療法」には根本的な立脚点の違いがある。「標準治療」は、抗がん剤・放射線・手術といった外部からの力によってがんを攻撃するのに対し、「免疫療法」は、もともと人間にそなわった免疫細胞を活性化することで内部からがんを攻撃する。

がんと闘う免疫細胞には6種あり、その主役となるのが最も攻撃性が強い「キラーT細胞」だ。免疫療法が奏効するか否かは、「キラーT細胞」の戦闘能力を引き出すためのサポート（手助け）が、どこまでできるかにかかっている。

小山先生との出会いは、私が標準治療から免疫療法へと活動の分野を大きく転じたあとのことだった。ときに、小山先生は88歳。予防医学の大家と呼ばれた西国の巨星も、すでに老齢に達していた。

２０２１年２月、尋常ではない喉の違和感を覚えた小山氏は、総合病院で受検した結果、リンパ節転移をともなう下咽頭《かいんとう》がんという診断を下された。その場で「第一の選択は手術」と告げられ、権威ある専門病院を紹介されて、否応なしに手術の方向に進まされるかっこうになった。

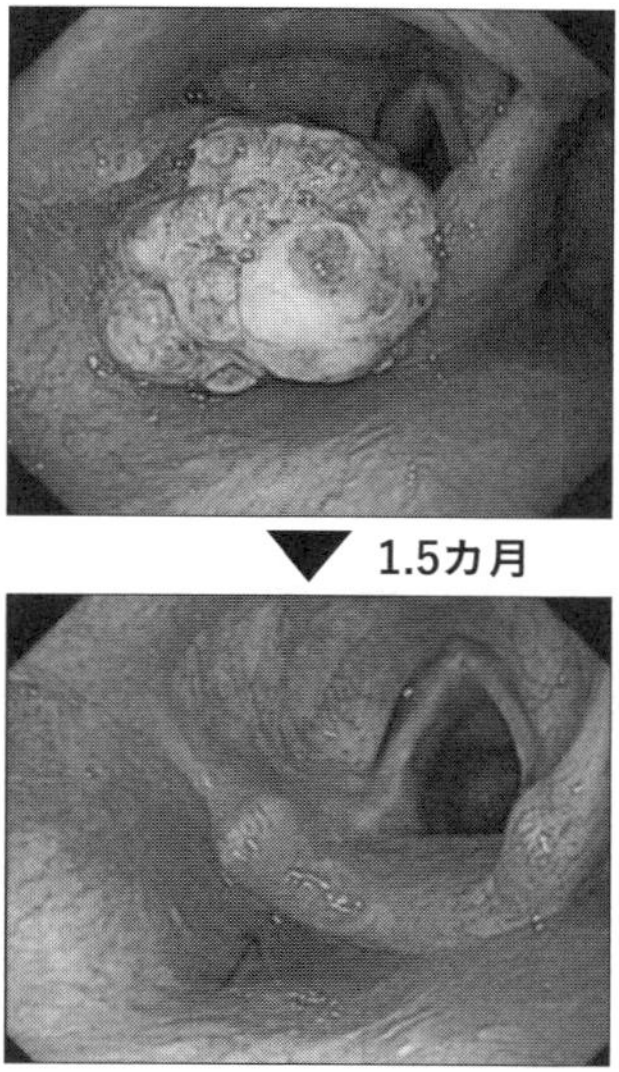

2021年当時、小山氏の3.5㎝の下咽頭がんは、「赤木メソッド」による治療によって、約１ヶ月半で消失した。

翌月、くだんの専門病院であらたに下された診断は、深刻の度を大きく増していた。腫瘍の大きさは３・５

cmで、担当医によれば、救命のためには手術以外の選択はなく、声帯の切除も避けられない、とのことだった。つまりは、典型的なステージ4である。

だが、予防医療についての講演活動に生きがいを見出していた小山氏としては、声をうしなうことを余儀なくされる手術に強いためらいを覚えた。

その日の夜、家族をひとつのテーブルに集めた小山氏は、その家族会議にて、医師をつとめる長男から免疫医療でがんを治す医者がいることを知らされた。その医者とは私のことだった。小山氏は、それまで思いもよらなかった発想の転換をおこなった。咽頭がんの治療を、私が院長をつとめる「くまもと免疫統合医療クリニック」にゆだねる決断をしたのである。

小山先生は予防医学にたずさわっていただけに、自身、食生活や生活習慣に日ごろから気を配っておられた。そのおかげなのだろう、私が発案した免疫状態のカテゴライズでは、「カテゴリー1」に該当した。

私の経験に照らして、免疫が「カテゴリー1」の人とステージ4まで進行したがんの組み合わせは、いかにもミスマッチだった。

では、免疫状態のカテゴライズとは、いったい、どのようなものなのか――。それを、説明しないわけにはいかないだろう。

我がクリニックでは、血液検査によって調べられた免疫状態を、4つの［カテゴリー］に分類している。がんと闘う活力に満ちた「善玉キラーT細胞」と、疲弊してがんと闘う力を喪失した「悪玉キラーT細胞」との力関係によって左右される免疫状態の分類で、「赤木メソッド」をおこなった約1000人の患者さんの検査結果から導き出したものである。それは以下のようなものになる。

［カテゴリー1］善玉キラーT細胞が多く、悪玉キラーT細胞が少ない。
［カテゴリー2］善玉キラーT細胞も悪玉キラーT細胞も多い。
［カテゴリー3］善玉キラーT細胞も悪玉キラーT細胞も少ない。
［カテゴリー4］善玉キラーT細胞が少なく、悪玉キラーT細胞は多い。

このうち、いちばん良い免疫状態が［カテゴリー1］。二番目は［カテゴリー3］で、［カテゴリー2］が三番目になる。［カテゴリー4］は最も悪い免疫状態を意味し、治療できたとしても、予後が非常に良くない。

簡単にまとめると、免疫力がいちばん高い［カテゴリー1］は、最もがんが治りやすく、いちばん低い［カテゴリー4］は、最もがんが治りにくい。

また、後に詳述するが、現在使用している免疫状態を調べる検査は、採血し、通常のキラーT細胞、抑制性キラーT細胞、悪玉キラーT細胞（疲弊キラーT細胞）という3つの状態のキラーT細胞の数値を計測するのものであり、AMC－S（Akagi Method Cancer Immunity Status）検査と呼ぶ。

話をもとに戻そう。小山先生は、［カテゴリー1］の免疫状態にあったにもかかわらず、がんを発症したのである。私としては、そこには、何か特別な理由がなければならなかった。

その理由の追究を念頭に置いたまま、私は、小山先生への免疫治療（「赤木メソッド」）を開始した。すると、ほぼ1カ月で、3・5㎝の腫瘍は消失した。このめざましい治癒《ちゆ》には、小山先生の免疫力も大いにあずかっていただろう。

がんから解放された小山先生は、生きがいの講演を続ける喜びを取り戻した。だが、話はここで終わらない。重要なのは、ここから先である。

小山先生は、咽頭部の腫瘍が消失したあとも旧知の熊本大学教授のもとへ通い、定期的な内視鏡検査によって経過観察を続けた。そして、咽頭がんの発覚から2年半後に当たる２０２３年の７月――。小山先生の喉に再発がんらしき影が発見されたのである。

時を待たずに、小山先生は、熊本大学病院から取って返すようにして『くまもと免疫統合医療クリニック』を再来した。そうして小山先生から「再発の疑い」を知らされた私は、あらためて当クリニック独自の「ＡＭＣＩＳ・免疫状態検査」をおこなった。

その二度目の検査によって、一度目の検査では推測の域を出なかったものが、確信に近いものになった。そこでは、免疫力が高くても発がんにいたる、ひとつのパターンが輪郭を現していたのだ。言い換えると、ある状態の免疫が発がんに結びつく強い傾向が、そこに表れていたのである。

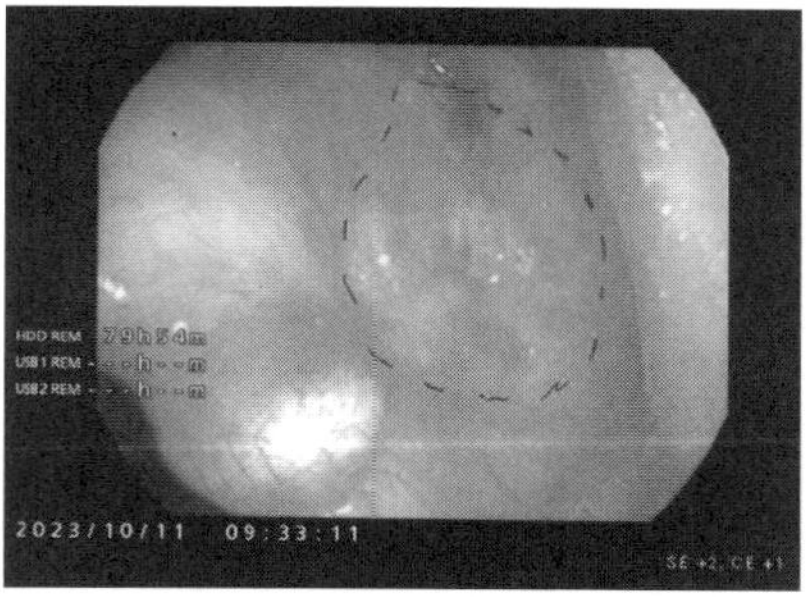

2023年、内視鏡検査で発覚した再発が疑われる患部（点線で示した箇所）。

それは、「がん再発の予兆を告げるシグナル」と言えるものだった。ここで肝心なのは、「再発」と「再発の予兆」との違いである。その違いが何をもたらすのかは、地震の探知と地震の予知が、どれほどの被害の違いをもたらすかを思い浮かべればいい。

がん再発の隠されたシグナルを読み取っただけではない。そのシグナルを発する免疫状態にたいしては、免疫治療薬のオプジーボ（その性質と働きについてはくわしく後述）が多大な効果を発揮するということを、小山先生の体験を通じて発見したのである。

じつは、以上の「新発見」こそが、がんの「再発予防」を大きく前進させるカギとなり、本書において最も肝心な要所となるものだ。

だが——、くだんの「がん再発のシグナル」が何であるのかを読者諸氏にお話しするには、その土台となる「免疫療法」について、そして「赤木メソッド」についてじゅうぶんに理解していただく必要がある。魔術をおこなう前に魔術の種明《たねあ》かしをしたくはない、というようなことではなく、がんの再発予防に革命をもたらす「新発見」について語りつくすのは、その意味と価値を読者諸氏が吸収するための地ならしが、じゅうぶんに整ったあとの最終幕に譲ろうというわけだ。

したがって、この段は、がん再発に見舞われた小山先生のその後を語ることで、サクッと締めくくらせていただこう。

咽頭がんを再発した小山先生に、ここぞとばかりにオプジーボ治療をほどこした結果、「AMC-S検査」によって免疫が改善されたことが確認され、さらには、熊本大学病院での内視鏡検査においても、「再発がん消失」の結果報告がなされるに至ったしだいである。

現在の小山氏はといえば、何はばかることなく、思うさま人生を謳歌されている。

以上の赤木医師の話には、本書において最重要のキーワードとなる「赤木メソッド」という言葉が何度となく登場した。これから本書のメインテキストに入っていくに当たって、多くの読者にとって耳慣れないであろう、この重要なキーワードについて、まずはしっかりと解説してもらわねばなるまい。

【「赤木メソッド」のポイントは、水素ガス吸入】

赤木純児

２０１３年にその原型が誕生した「赤木メソッド」は、３つの段階を経て現在にいたっている。ハイパーサーミア（温熱療法）と低容量抗がん剤の複合によって始まったものが、第三段階の進化形では、「ハイパーサーミア＋低容量抗がん剤＋水素ガス吸入＋オプジーボ＋ヤーボイ＋ひかり免疫療法」と、免疫療法のフルコースさながらの様相を呈している。

このメソッドの根本は、人間にもともとそなわっている免疫力を活性化させて、がんに対抗する戦闘部隊を強化することにある。その戦闘部隊の主力となるのが「キラーT細胞」なのだが、このヒーローは、枝を生やした樹木に似た姿をしていることからその名がある。「キラーT細胞」は「樹状細胞」に育成されることによってはじめて、がんと闘い、がんを倒す攻撃力を身につける。

そうした自然の「免疫サイクル」が正常に機能するようにサポートするのが「赤木メソッド」なのだが、ここでは「赤木メソッド」の土台になっている水素ガスとオプジーボのコラボについて、開発者としての解説をさせていただく。

２０１８年、本庶佑《ほんじょたすく》先生が、キラーＴ細胞上に発現する「ＰＤ－１」とがん細胞から発せられる「ＰＤ－Ｌ１」という、ほとんど悪魔的なタンパク質を発見した。このタンパク質は、免疫細胞の実戦部隊であるキラーＴ細胞ときわめて重大な関係を持つことが分かった。

そもそも強力なパワーを持つキラーＴ細胞は、活性化し過ぎると、がん細胞だけでなく正常な細胞をも傷つけてしまう。そのため、活性化し過ぎたキラーＴ細胞には自動制御が働いて、活動にブレーキがかかる。「ＰＤ－１」というブレーキの役割を受け持つ分子が、キラーＴ細胞から発せられるのだ。私は、この状態になったキラーＴ細胞を、「抑制性キラーＴ細胞」と呼ぶ。

それとは反対に、キラーＴ細胞ががんと闘うときは、持てる力を存分に解放すべく「ＰＤ－１」は引っ込められる。

その出し入れの制御につけ込んで、がん細胞から放たれる特異なタンパク質が、「ＰＤ－Ｌ１」である。「ＰＤ－Ｌ１」は、キラーＴ細胞の免疫力にブレーキをかける「ＰＤ

－1」と結合して、「PD－1」が出されたままの状態にロックしてしまう。

するとどうなるか――。がんと闘う主役のキラーT細胞が身動き取れなくなるいっぽう、がん細胞は何物にも邪魔されず好きほうだいに動けるようになる。

免疫の働きを妨害する「PD－1」と「PD－L1」を発見した本庶先生は、その発見にもとづいてがん治療薬の「オプジーボ」を開発、2018年度のノーベル生理学・医学賞を受賞された。このオプジーボは、「PD－L1」と「PD－1」の結合を解除し、キラーT細胞を、ブレーキがロックされた状態から解放して本来の免疫力を取り戻させる、という原理が背景になっている。

ところが――、その理路整然とした論拠にもかかわらず、オプジーボは期待されたほどの効果を示さなかった。実際、オプジーボががん患者に効果をもたらしたのは20～30%程度と推計されている。これは、いったいどうしてなのか？　オプジーボの原理には、何か問題があったのか――。

そうではなく、原因はキラーT細胞の状態にあった。正常細胞の遺伝子を害する悪玉活性酸素（ヒドロキシラジカル）が増え過ぎるなどして、がん細胞の発生量が多くなると、さすがのキラーT細胞もがんとの闘いに疲れ果ててしまう。疲れ果てたヒーロー（疲弊キラーT細胞）は、ブレーキをかけられた状態から解き放たれたとしても、手ごわいがん細胞とは闘いきれない。それは、まさに道理というものだ。疲弊キラーT細胞の病態の本体はミトコンドリア機能不全と言われている。

その不利な状況をヒーローがはねのけるには、どこからか白馬の騎士が現れてヒーローに加勢しなくてはならない。すなわち、水素ガスこそが、その白馬の騎士なのだ。

水素には、疲弊したキラーT細胞に活力をほどこす作用がある。1個の細胞のなかに数百から数千個も存在しているミトコンドリアは、1個のキラーT細胞のなかにも同じように存在する。水素ガスはPGC1－αという酵素を介してミトコンドリアを再活性化する力をもっている。エネルギー産生時に発生する悪玉活性酸素（ヒドロキシラジカル）は、ミトコンドリアDNAを障害して、ミトコンドリア機能不全をもたらすことが知られている。水素ガスはこの悪玉活性酸素を特異的に除去することにより、ミトコンドリアが機能不全に陥ることを防ぎ、さらにPGC－1αを活性化することにより、疲弊キラーT細胞のミトコンドリア機能不全を再回復させることができるのである。水素ガスはこれらのことにより、疲弊キラーT細胞を再活性化することができるのだ。これまで疲弊キラーT細胞は再活性化することは不可能だと考えられており、それが、がん治療の難治性につながっていたので、水素ガスが疲弊キラーT細胞を再活性化できるという新知見は画期的な発見であると考える。

実際、私がおこなっている免疫療法では、患者さんには水素ガスを毎日吸入してもらい、そのうえでオプジーボを投与している。そうすることで、末期がんと診断された患者さんのうち、70%が生存日数を延ばしているのだ。これは、オプジーボを単体で使用した場合にくらべて3倍の効果を意味する。しかも、オプジーボの使用量は標準治療の6分の1なのだから、水素ガスの効果のほどがうかがいしれるというものだ。

また、水素ガスには、がん発生の原因をつくる悪玉活性酸素・ヒドロキシラジカルを狙い撃ちに消去してくれる働きもある。わざわざ「狙い撃ち」と表現したのは、活性酸素のうち、免疫を活性化するほかの善玉活性酸素には手出しをしないという「奇特な」性質が、水素ガスにはあるからだ。

もうひとつ言えば、水素ガス吸入がヒドロキシラジカルを消去することで、抗がん剤の副作用が軽減されるのだ。

抗がん剤を服用または投与すると、副作用としてヒドロキシラジカル、すなわち悪玉活性酸素が、通常の生活で出る量をはるかに超えて発生してしまう。そこで、悪玉活性酸素と結びついてこれを消去する、という水素の性質が大いに役立つことになるわけだ。

酸化力が強く、生活習慣病や老化の原因をつくるとも言われるヒドロキシラジカルは、放射線治療においても大量発生する。放射線に被ばくすると、ヒドロキシラジカルが大量に出るのだ。それが、脱毛、食欲不振などの副作用をもたらすものと考えられる。したがって、放射線治療をおこなっている間も、水素ガスを吸うことによって、それらの副作用が軽減されることになるはずだ。

第1章

がんはメスでは取り切れない

2022年8月9日、都内の総合病院で直腸がんの除去手術を受けたMは、手術から1年5カ月後の2023年12月15日、はじめて赤木純児医師その人と対面した。セカンドオピニオンの初日である。

東京人のMが、遠い熊本県で誕生した「赤木メソッド」の受療者になれたのは、ある特別ないきさつのおかげだった。

熊本県で『くまもと免疫統合医療クリニック』(がん専門の免疫療法クリニック)を営み、独自に開発した免疫療法「赤木メソッド」の評判によって全国から末期がん患者を受け入れていた赤木純児医師は、2023年の10月、東京方面の分院として中央区の築地にクリニックを開いた。はるばる東京から熊本へ旅をする「がん難民」たちの苦労に鑑み、自分のほうから東京にアプローチしたわけだ。

かくして、東京の分院たる『TOKYO免疫統合医療クリニック』の院長を西澤雄介医師がつとめ、理事長を赤木純児氏がつとめるかっこうになった。熊本を本拠とする赤木理事長は、毎週金曜日に築地のクリニックを訪れ、こちらでも精力的に外来診療の指揮を執る。

そうした経緯のおかげで、東京人のＭと赤木純児医師との結びつきはもたらされたのだ。Ｍが個人レベルの免疫療法を始めた数カ月後に赤木医師が東京に進出したことも、またひとつのめぐり合わせというものだろう。

【免疫療法ががん治療の一番手になる日】

赤木純児

私の東京進出の拠点となった築地には、『国立がん研究センター』がある。標準治療の本丸の近くにクリニックをかまえたのは、たまたまではあるが、免疫療法にたずさわる医師として『国立がん研究センター』に挑戦してやろうという気持ちにはさせられる。

免疫療法は、今後、抗がん剤と手術に取って代わって、がん治療の主体になっていくのではないか。21世紀後半の中盤あたりから、免疫療法ががんを治すための最良の方法だということが、だんだんに理解されるようになり、がん治療といえば真っ先に免疫療法がおこなわれる——。そういう時代がくると思っている。

そうなれば、当然、免疫療法にも保険が適応されることになる。いまは、その必要性を分かっていない人が大半ではあるが。オプジーボを開発した本庶先生も、はっきり言われている。21世紀の間に、免疫療法ががん治療の第一オプションになると——。

ただし、いま免疫治療と名乗っているのは、免疫細胞療法だとか中途半端な免疫治療ばかりだ。水素ガス吸入を声高に推奨するのも私くらいのものなのだが、これから私なりの免疫療法（赤木メソッド）をがん治療の世界に広げていきたいと思っている。

これだけのことを言うからには、私がおこなってきた免疫療法の実績を数字で示しておいたほうがいいだろう。そうすれば、私が大風呂敷を広げただけではないことが分かっていただけるはずだ。

私は、２０１３年から約10年、免疫療法をおこなってきた。その間に治療をほどこした患者数は１０９０例。そのほとんどがステージ４の末期がん患者だったが、２０２４年の初めの時点で、それら患者さんたちの５年生存率を、71・３％まで伸ばすことができた。

標準療法でがん治療をおこなった場合、ステージ４の平均の５年生存率は16％なので、私としては「驚異的」とも言い得る成果を挙げられたのではないかと自負している。2025年は、71・3％の数字をさらに伸ばすことができるのではないか、そう期待してやまない。

直腸がんの手術後、都内総合病院に入院したMは、入院9日目になる8月18日の午後、病室を回診に訪れた執刀医Yより、術後の状態にまつわる「問題」を告げられた。

その件については、Mの日記に残された文面をそのまま抜粋させていただく。そのほうが臨場感の効果で説得力が増すばかりか、1年5カ月前の出来事についての「記憶のウソ」によるミスリードを回避できるというものだ。

『8／18　13：40　執刀医Yの病室への回診あり。「検体の検査結果が出ました」との第一声。「はあ、検体」と私は要領を得ず。相手は、「検体というのは、切除された直腸のことです」。医師のまとう空気の硬さに気圧《けお》され、こちらが黙ったままでいると、「切除された腸は、およそ15㎝。そのなかでがんは4、5㎝あまりに小さくなっていたのですが、がん化したリンパ節が見つかりました」。執刀医Yは、なおも黙り続ける私をまっすぐに見つめなおして、「残念ですが」とただならぬ前置き。それで、ようやく私は悟る。「つまり、再発の危険があると」。「おっしゃる通りです」とY医師は大きくうなずいて、「検体にがん化したリンパ節が見つかったということは、がん細胞がリンパ管を流れるリンパ液に乗った可能性がある、つまり体内に微細ながん細胞が散らばった可能性が出てきたということです」。

リンパ節への転移によって、手術前にステージ2aだった私のがんが、ステージ3に変わったのであると——。医師Yは、そう説明したうえで、再発率の変化にも言及。「直腸がんは、ステージ2から3になると、再発率が15%から31・8%へと2倍になります」。その数字に、私は、さっと戦慄。どこの誰が、墜落率が30%と分かっている旅客機に乗ろうとするだろうか。

「がんを切り取ったあと、体内にがんの粒が散らばるのは、よくあることなんですか」。「はい、よくあることです」。Y医師のきっぱりとした口調は、何か場違いに思えるほど。ともあれ、こんなことが当たり前に起こるのならば、執刀医のYが全身麻酔から目覚めた直後の私に告げた「手術の成功」とは、いったい何だったのか。』

【がんは取り切れました、という言葉が意味すること】

赤木純児

がんの手術に成功したというのは、とりあえず目に見えるがんは取り切れたので、がんはありませんよ、成功しましたよ、という話なのである。顕微鏡レベルで調べると、おそらく相当量のがんが残っているのだが、そこからは標準治療の守備範囲ではない。それはもう、いたしかたない、目に見えるものは全部取れましたから手術はパーフェクトなんですと、そういったスタンスになる。さらには、CTやPET－CTなどでがんが発見できない限りは、再発とは認めない。そのように、標準治療は、再発の診断が非常に弱いのである。これらは、かつて私が外科医であったことで得た体験から、実感をもって語っていることだ。そこには、我が身を振り返っての自省もこめられている。

標準治療では、CTやPET－CTで発見できてはじめて再発と判定するのだが、それでは遅い。がんがCTやPET-CT画像に映る以前に再発の有無を判定できていないと、発見できたときは、すでに再発が進行してしまっていることが多々ある。その遅れを解決するには、免疫力を測るのが最適の方法である。

免疫力の検査によって免疫状態を調べれば、再発を早期に発見することができる。したがって、早期に治療できるのだ。

執刀医に「再発の危険」を告げられたとき、Mの脳裏には「直腸がんという敵の本拠地が攻め落とされはしたが、体内のあちこちにがんの因子が散らばって潜伏し、執拗《しつよう》なゲリラ戦を展開する態勢を整えている」というイメージが焼きついた。以後、「密林のあちこちに潜伏するゲリラ兵のようながんの粒どもを、いったいどうすれば掃討《そうとう》できるというのか」という切迫感が、Mを「再発予防」の追求へ駆り立て続けるモチベーションとなった。

つまり、Mを赤木医師によるセカンドオピニオンにたどり着かせたそもそもの原点は、直腸がんの執刀医から「がんの粒の拡散」を伝えられた瞬間にあるわけだ。

「再発リスク大」の告知

『ＴＯＫＹＯ免疫統合医療クリニック』での初診（セカンドオピニオン）に次いで、年をまたいだ２０２４年1月12日、当クリニック特有の「免疫状態検査（ＡＭＣＩＳ検査）」、および血中のがん細胞の個数を調べる「ＣＴＣ検査」（いずれも血液検査）を受けたＭは、２週間後の金曜日に当たる1月26日（ＰＭ３：00）、同クリニックで実施された1回目の血液検査の結果報告書を手にするかっこうになった。

場所は、同クリニックのカウンセリング・ルーム。Ｍの対面には、四人掛けサイズのテーブルを隔てて、赤木理事長と西澤院長が並んで腰かけている。やおら、赤木理事長はＭに向けて身を乗り出し、Ｍの前に置かれたＣＴＣ検査の結果報告書へ手にした赤ペンを伸ばすと、書面の中央にある記号をペン先でまるく囲った。

「Colon Cancer ≦5cells/ml」

「直腸がんの検査にかんする基準値は、血液１㎖当たりのがん細胞の個数が5以下であるという意味です。つまり、５を超えると危ない」

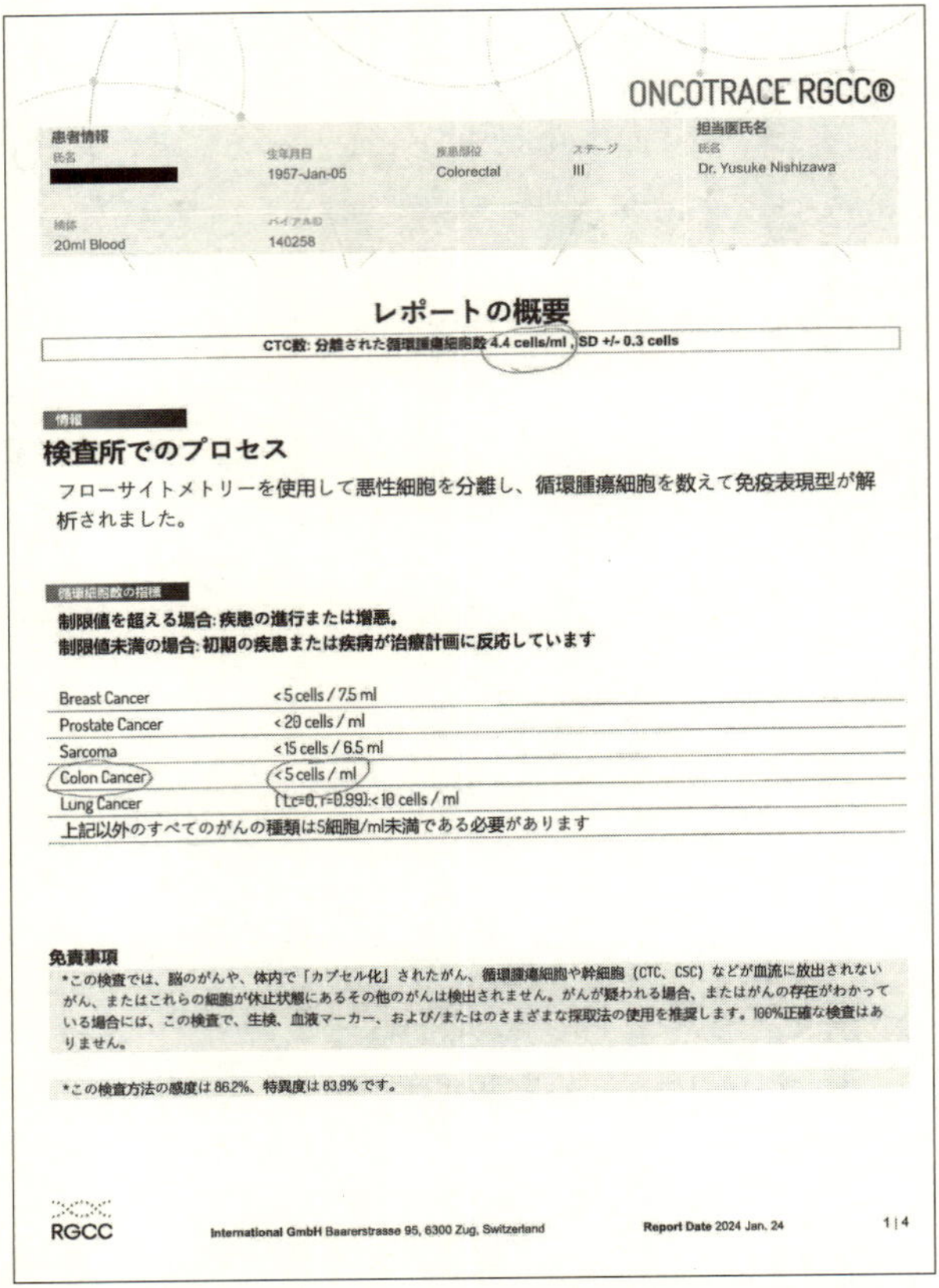

ONCOTRACE RGCC®

患者情報				担当医氏名
氏名	生年月日	疾患部位	ステージ	氏名
[redacted]	1957-Jan-05	Colorectal	III	Dr. Yusuke Nishizawa
検体	バイアルID			
20ml Blood	140258			

レポートの概要

CTC数: 分離された循環腫瘍細胞数 4.4 cells/ml , SD +/- 0.3 cells

情報

検査所でのプロセス

フローサイトメトリーを使用して悪性細胞を分離し、循環腫瘍細胞を数えて免疫表現型が解析されました。

循環細胞数の指標

制限値を超える場合: 疾患の進行または増悪。
制限値未満の場合: 初期の疾患または疾病が治療計画に反応しています

Breast Cancer	< 5 cells / 7.5 ml
Prostate Cancer	< 20 cells / ml
Sarcoma	< 15 cells / 6.5 ml
Colon Cancer	< 5 cells / ml
Lung Cancer	(Lc=0, r=0.99): < 10 cells / ml

上記以外のすべてのがんの種類は5細胞/ml未満である必要があります

免責事項

*この検査では、脳のがんや、体内で「カプセル化」されたがん、循環腫瘍細胞や幹細胞（CTC、CSC）などが血流に放出されないがん、またはこれらの細胞が休止状態にあるその他のがんは検出されません。がんが疑われる場合、またはがんの存在がわかっている場合には、この検査で、生検、血液マーカー、および/またはのさまざまな採取法の使用を推奨します。100%正確な検査はありません。

*この検査方法の感度は86.2%、特異度は83.9%です。

RGCC International GmbH Baarerstrasse 95, 6300 Zug, Switzerland Report Date 2024 Jan. 24 1 | 4

M氏が2024年1月12日に受けたCTC検査の結果。循環腫瘍細胞数は、4.4cells/mℓと記されている。血液1mℓ中に、4.4個のがん細胞があったということ。

すると、赤木医師は、「レポートの概要」という表題の真下に載った記号へ赤ペンの先を移して、同じく赤丸で囲ってみせた。

「4.4cells/ml」

「Mさんの場合は４・４だから、５以下でクリアしてはいますが、ぎりぎりなので、とても安全な状態とは言えません。ほぼ陽性です」

この説明によって分かることは、人の体内ではつねにがん細胞が生まれている（毎日、数百から数千個）ということ。つまり、がん細胞が腫瘍化（いわゆるがんの発症）してはじめて人の体内にがん細胞が生まれるわけでも、腫瘍を切り取ってしまえば体内のがん細胞が消えてなくなるわけでもないということだ。

【ＣＴＣ検査があばくがん消失のウソ】　赤木純児

ＣＴＣ検査の効用を述べるに当たっては、がん治療における「ＣＲ」という概念について説明しておく必要がありそうだ。「ＣＲ」は、「Complete Response」の略で、直訳すれば「完璧な応答」。これが、がん治療の世界では「完全寛解《かんかい》」または「完全奏効」の意味で用いられている。つまり、「治療後のがん消失」を表す合言葉である。

厚労省は、抗がん剤治療において「ＣＲ」と判定されるためには、治療後、がん腫瘍の完全消失が４週間以上持続していなければならないと定めている。

ところで――、その判定基準を定めた厚労省自身が、厚労省の認める「ＣＲ」とはがん細胞の消失を意味するのではなく、通常の検査ではがんを発見できない状態を意味するのだという断わりを入れている。つまり、がんの治療後に「ＣＲ」と判定されたとしても、がん細胞が体内のどこかしらに潜んでいる可能性はあるのだということを、厚労省は公然と認めているわけだ。

では、実際にはどうなのか。つまり、「ＣＲ」の判定が意味する「がんの消失」が、「Complete（完璧）」の名の通りに完全なのか、それとも不完全なのか――。そのことにシロクロをつけてくれるのが、ＣＴＣ検査ということになる。

ＣＴＣとはCirculating（循環）・Tumor（腫瘍）・Cells（細胞）の略である。意味は、

「血中を流れるがん細胞」。すなわち、血液１㎖中において何個のがん細胞が存在するかを調べるのが、ＣＴＣ検査なのだ。

標準治療におけるがん治療を終え、標準治療の検査でがんが発見されなかった人は、「ＣＲ」の判定を受ける。だが、その段階でＣＴＣ検査を実施すると、かならず「陽性」の検査結果が出てしまう。

現に、私が、がん治療を終えて「ＣＲ」と認められた人におこなったＣＴＣ検査では、すべての結果が「陽性」だった。

ちなみに、この検査では抗がん剤への感受性、つまり相性がいいのはどんな抗がん剤なのかを調べることもできる。

年齢、健康状態にかかわらず、どこの誰でも、がん細胞というものが血液中を循環している可能性がある。人間の血液の量が約５０００㎖、そして、１日５０００個あまりのがん細胞が生まれるとされる。それらが発がんに至らないのは、免疫が十分に機能しているおかげなのだ。

それでも、たいがいの人は、CTC検査で1個くらいはがん細胞が発見される。どんな人の体内でも、毎日、血液1㎖中に1個はがん細胞が生まれているのだから、血液1㎖中のがん細胞の個数を調べるCTC検査において、1という数字が出るのは特別なことではない――、という理屈が成り立つ。たとえば、私の妻は、がんでもなければがんになったこともないのだが、たまたまCTC検査を受けた結果、1という数値が出た。いっぽう、「ゼロ」という検査結果が出る人もいるが、むしろ、こちらのほうが特別なのである。

ここで押さえておきたいのは、がん細胞の血中循環とがん細胞の腫瘍化（いわゆる発がん）とはまったく別次元の現象であるということだ。このふたつを理解するには、その間にはっきりとした境界線を引いて考えなければならない。ヨーロッパにサンプル（採血された血液）を送るCTC検査を仲介する会社の社長は、人の体内で日々生まれる5000個のがん細胞は、ただちに免疫に退治されてしまうので、血中には少量しか流れていかない、と説明している（結合している細胞間にがん化した細胞が現れても、免疫に殺されるので血中には流れ出ないということ）。

では、がんを治療して「ＣＲ」の判定を受けた人が、ＣＴＣ検査で「陽性」になってしまうのは、いったいどうしてなのか――。私の推測では、がんに罹患した人の場合は、体内のどこかにがん細胞が根を張り始めているため、すでに「血管新生」が起こっている可能性が高い。

「血管新生」とは、がん細胞が血管内増殖因子という物質を放出して、みずからが増殖するための血管の通路を新設する現象を言う。ＣＴＣ検査で検出されるがん細胞は、くだんの「がんの血管」から流れ出ているがん細胞なのではないか――、というのが、私の推測の帰着点である。

いずれにしろ、一度がんになった人が、ＣＴＣの検閲を無事に通り抜けることはきわめてむずかしい、という事実に変わりはない。聖書には、金持ちが天国に入るのは、ラクダが針の穴を通るよりもむずかしい、との一節がある。そんな譬《たと》えを持ち出してもおかしくないほどの難関、とさえ言えるかもしれない。

繰り返しになるが、手術や放射線化学療法でひととおりのがん治療をすませ、腫瘍マーカー検査の数値が正常になって、ＣＴやＰＥＴ－ＣＴでがんが検出されなくなったよ

症例*1*：*SK 72* 歳 男性, 非切除膵癌 ＋多発肝転移
10/2022~1/2025, **2年3ヶ月　*CR***

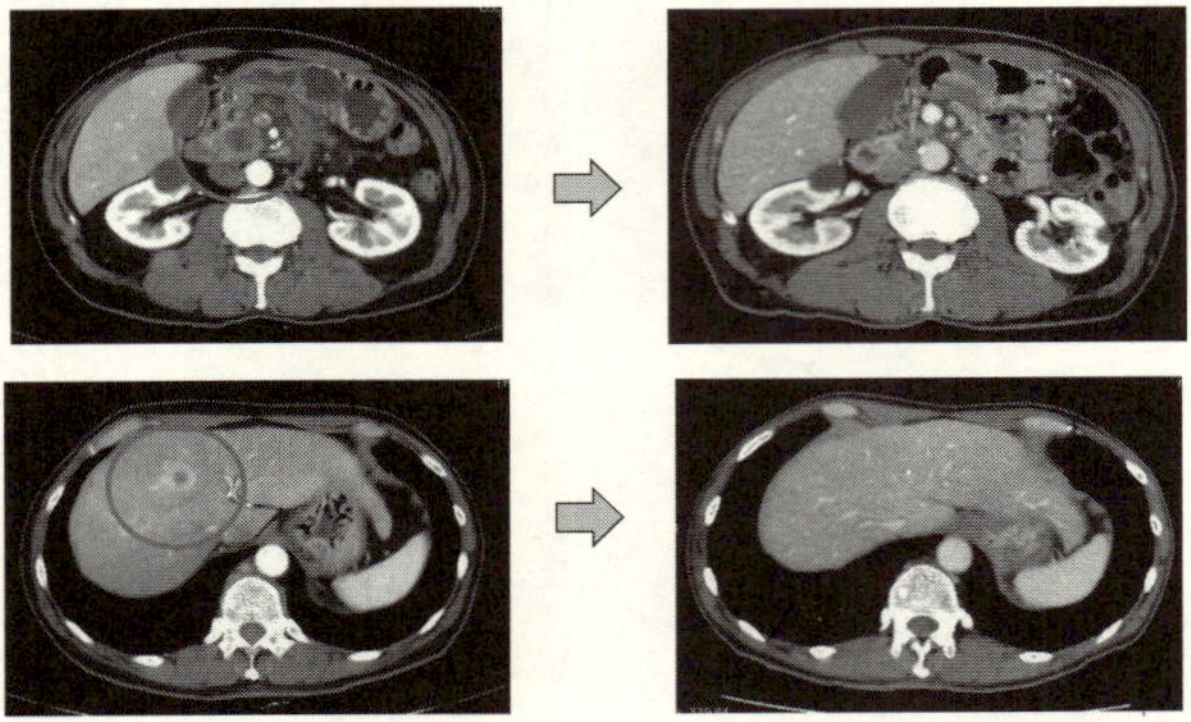

***2024*年*1*月 *PET-CT*ではがん *(−)* →臨床的治癒状態**

免疫状態は良好

カテゴリー4→カテゴリー1	健常成人	SK
キラーT細胞	≧ 90%	85.81 →91.73%
抑制性キラー　PD-1	≦ 1.465%	2.09 → 0.79%
疲弊キラー　Tim3 PD-1	≦ 10	18.0 → 9.0

**しかし、*CTC*検査では、
がん細胞が存在 *(5.4±0.3 cells/ml)***

うな人でも、ＣＴＣ検査をすると、ほとんどすべてが「陽性」の結果となる。

これは、標準治療のがん検診を信頼する人には、ショッキングというより信じがたい話かもしれない。そんな人に向けて説得力を持たせるには、かっこうの症例を挙げるにまさるものはないだろう。

72歳の男性の症例を挙げよう。この人は、膵臓がんが多発肝転移した末期的症状を治療によって乗り越え、「ＣＲ」と判定された。そして、２０２４年の1月に実施したＰＥＴ－ＣＴ検査でも、がんが治癒状態になっているという所見が得られた。

この人が発がんしたときに免疫状態を調べたところ、予想通りの検査結果となった。「善玉キラーＴ細胞」の数値が低く、「悪玉キラーＴ細胞（疲弊キラーＴ細胞）」と「抑制性キラーＴ細胞」の数値が非常に高いという最悪の免疫状態だった。それでも、治療とともに免疫状態もいちじるしく改善され、さらにはがん細胞が消失したＣＲ状態になったのである。

ところが――、そこでＣＴＣ検査をおこなってみれば、なんと、数値は「５・４±０・３」。つまりは、明々白々の「陽性」である。

そのように、いったんがんを患《わずら》った人は、CTCの検査結果がなかなか正常にならない。5年経つと再発の危険が激減するというが、私としては、がんは5年を超えてもずっと残るものだと考えている。

乳がんだと、10年でも20年でも……。いや、一生、再発の危険がある。おそらく、それは、乳がんにかぎったことではないのであろう。

これまで自分をさいなんできた「再発の不安」を裏打ちするかのような結果報告に、Mはしだいに胸が波立ってくるのを覚えた。

赤木医師は、「それよりもむしろ、こちらのほうが問題なんです」と、Mの動揺に追い打ちをかけるような前置きをし、2枚目の検査報告書を、机の上を滑らせてMのほうへ寄越《よこ》した。色付きの図表が四方に配された検査報告書の中央部右端には、赤木医師の手書きと思われるペン書きがほどこされていた。

そのペン書きは、異様な専門語と数値の組み合わせが三段に並べられたもので、とても血液検査の結果を表わしたものとは思えない。とくに専門語のほうは、どうかすると格闘系スマホゲームの三大キャラを想像させもする。

当クリニックで受療あるいは受診をしたことのない人ならば、「この検査報告が何を意味するか当ててみなさい」というクイズには、あっさりと降参するしかないだろう。なにしろ、この免疫状態を表す暗号風のカルテは、赤木医師が創出したオリジナルなのだから。

だが、あらかじめ赤木医師の著作に目を通していたMには、くだんの専門語と数値が意味することが、大まかには理解できた。これは、がんと闘うキラーT細胞の状態を段階別に分類し、それらのパワーバランス（力関係）を表したものなのだ。

善玉キラーT細胞　（≦90）70.15
悪玉（疲弊）キラーT細胞（≧10）45
抑制性キラーT細胞　（≧1.4）3.32

これなる特異なカルテを、この時点でのMが理解できていたレベルに合わせて説明す

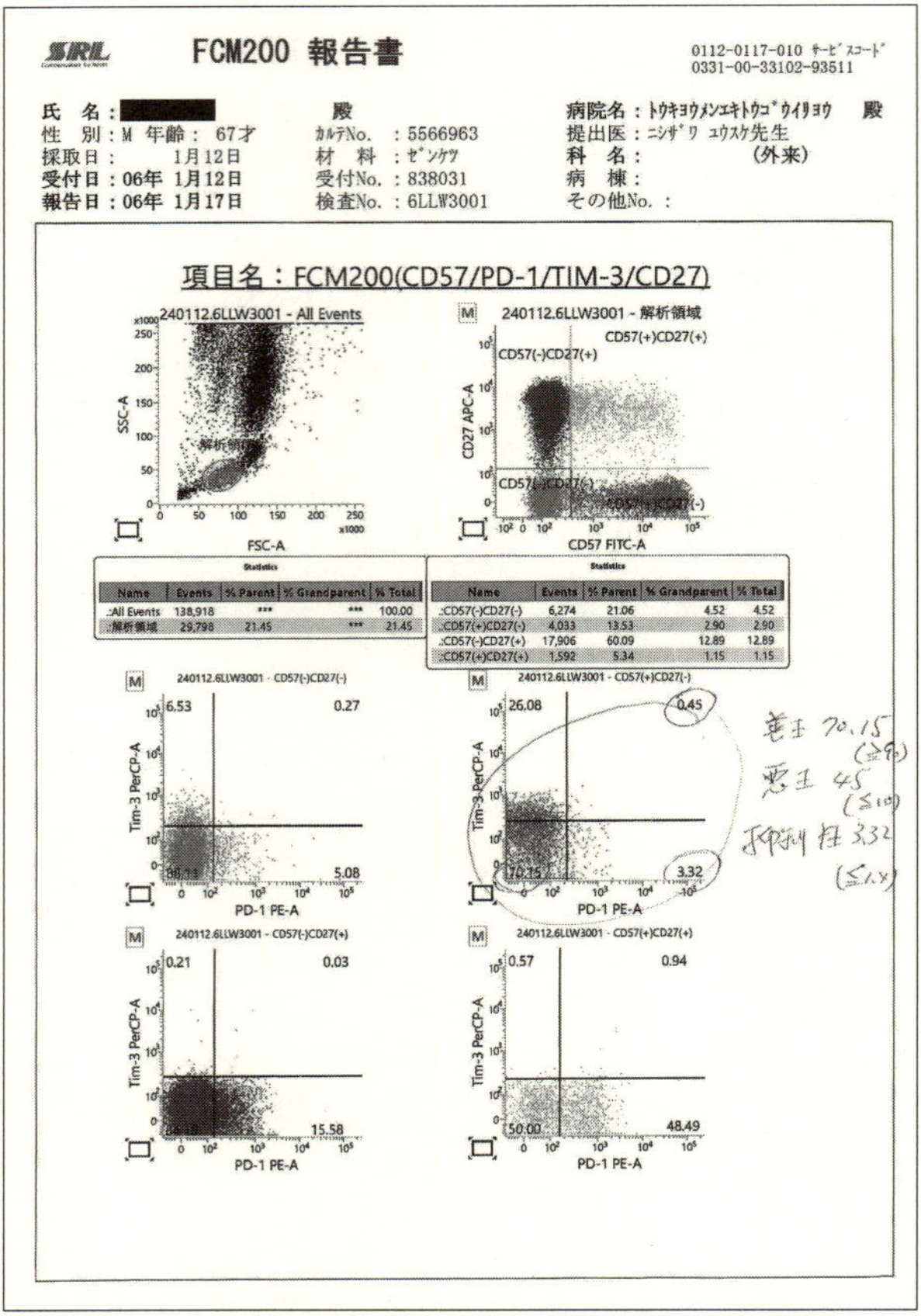
FCM200 報告書

0112-0117-010 ｻｰﾋﾞｽｺｰﾄﾞ
0331-00-33102-93511

氏　名：[redacted]　殿
性　別：M　年齢：　67才
採取日：　　1月12日
受付日：06年　1月12日
報告日：06年　1月17日

ｶﾙﾃNo.　：5566963
材　料　：ｾﾞﾝｹﾂ
受付No.　：838031
検査No.　：6LLW3001

病院名：ﾄｳｷﾖｳﾒﾝｴｷﾄｳｺﾞｳｲﾘﾖｳ　殿
提出医：ﾆｼｻﾞﾜ ﾕｳｽｹ先生
科　名：　　(外来)
病　棟：
その他No.：

項目名：FCM200(CD57/PD-1/TIM-3/CD27)

Statistics

Name	Events	% Parent	% Grandparent	% Total
:All Events	138,918	***	***	100.00
:解析領域	29,798	21.45	***	21.45

Statistics

Name	Events	% Parent	% Grandparent	% Total
:CD57(-)CD27(-)	6,274	21.06	4.52	4.52
:CD57(+)CD27(-)	4,033	13.53	2.90	2.90
:CD57(-)CD27(+)	17,906	60.09	12.89	12.89
:CD57(+)CD27(+)	1,592	5.34	1.15	1.15

M氏が2024年1月12日に受けたAMCIS検査（免疫状態検査）の結果。中央右に、赤木医師の手書きで、危険域に達した各キラーT細胞の数値が並ぶ。

るならば、以下のようなものになる――。

90以上の数値であるべき「善玉キラーT細胞」は70・15にしか達しておらず、10以下の数値であるべき「悪玉キラーT細胞」は、基準値の4倍を超える数値に達しており、1・4以下の数値であるべき「抑制性キラーT細胞」も、危険域の3・32に達してしまっている。したがって、良好にはほど遠い免疫状態であることに間違いはない。

では、以上のように説明された、三者の絡み合いがつくり出しているパワーバランスは、いったい何を意味しているのか――。

【免疫にかけられた二重のロック】　赤木純児

がんの手術後、はじめてM氏に実施したAMC－S検査（免疫状態検査）では、まことにかんばしくない検査結果をご本人に伝えることになった。

実際、「善玉」の数値が基準値に遠くおよばないばかりか、「抑制性」とともに「悪玉」の数値までが危険域に達するという免疫状態は、最悪の部類に属する。「抑制性キラーT細胞」の数値がここまで上がっているのは、免疫に強いロックがかけられていることを示しており、がんになりそうか、すでにがんになってしまっているかのどちらかである。そこへもってきて、「悪玉キラーT細胞」の数値までが上がっているのは、「免疫サイクル」に二重のロックがかかってしまっている状態を意味する。すなわち、もはやがんの再発は避け得ない段階、と言ってさしつかえない。

そこまでの危機的な段階になっても、標準治療の検査では、ほとんどの場合、「異常なし」の所見しか出ない。ところが、ある日の定期検査で、突然、腫瘍マーカーの数値がポーンとハネ上がる。はっきり言うが、そのときは、もう遅いのである。

「これらが表しているのは、Mさんにはがん再発の危険が大いにあるということです」

赤木医師は、正面に座るMにそう説明した。じつに淡々とした口調だった。だが、言葉の内容は、Mの胸をえぐる「非常に悪い知らせ」にほかならなかった。

【免疫ががんの味方をしてしまう状態とは】

赤木純児

がんの再発にも、早期の再発と進行した再発がある。早期の再発は、免疫力の採血で表される、抑制性キラーT細胞の数値だけが上がった免疫状態である。抑制性免疫だけが増えたレベルで、この数値を下げることによって再発を抑えたり予防したりすることができるので、オプジーボだけで効果をもたらすことが可能になる。

抑制性キラーT細胞は、キラーT細胞がPD－1という免疫チェックポイント分子を発現している態勢で、前段でも説明したように、この場合は免疫にブレーキがかかっている。良く言えば、暴走して正常細胞を害する心配のない、おだやかな性質が保たれている状態だ。

ところが、抑制性キラーT細胞ががんとの闘いに疲れ、免疫ブレーキ分子を引っ込める力さえうしなって「疲弊キラーT細胞」に変わると、PD－1に加えてTIM3という免疫チェックポイント分子まで出てくることになる。これは、ダブルで免疫ブレーキがかけられた状態なので、もはや、免疫は無力化されているに等しい。

それればかりか、「疲弊キラーT細胞」は、さらに疲弊の度合いが増すと、がんが好きほうだいに増殖をすることを許し、結果的にがん細胞の成長に加担することになる。そうなってしまったものが、免疫状態検査の結果報告に「悪玉キラーT細胞」として表された状態である。

抑制性キラーT細胞の数値が上がり、さらに悪玉キラーT細胞の数値が上がると、オプジーボだけでは効かなくなってしまい、ヤーボイも必要になる。

免疫的にはきわめて悪い状態におちいったことになるのだが、これをリカバリーする方法がある。水素ガス吸入によって、疲弊しきったキラーT細胞に本来の活力を取り戻させるのだ。そうすれば、オプジーボの働きでブレーキを解除されたキラーT細胞は、がんが青ざめる殺し屋となって帰ってくる。

この検査結果が示すことをひと口に言うならば、がんの再発を抑え込むためのMの免疫が、「きわめて不調な状態にある」ということになる。さらにズバリと言ってしまえば、「再発リスク大」の状態にあるわけだ。

直腸がんの除去手術を受けてから1年目の夏から秋にかけて、Ｍは、標準治療で次々に実施されるがん検査をことごとく「異常なし」で通過したばかりか、保険適用が認められるがん検査としては最も精度が高いとされるＰＥＴ－ＣＴ検査をも「異常なし」で通り抜けている。それだけに、ここへきて「再発のリスク大」を告げられた衝撃はなおさらだった。

それにしても、Ｍが『ＴＯＫＹＯ免疫統合医療クリニック』で受けた検査は、「再発の危険」を知るためではなく、そもそも「再発を予防する」ためのものだ。その検査結果にショックを受けているだけならば、ここで検査を受けた意味がなくなるというものだった。

すなわち――、この検査結果の受け止め方しだいで、直腸がんの手術以来、明確にされることのなかったがん再発の危険度に関して、「ついに答えを突きつけられた」という思いを、「ついに答えが突き止められた」という思いに変えることもできるのである。

ＣＴ検査、ＭＲＩ検査の体内断層画像、腫瘍マーカーの数値、内視鏡スコープのモニターに映る臓器。それらでは明らかにされることのなかったがん細胞と免疫細胞のパワーマップ（勢力図）を、この「ＡＭＣＩＳ検査（免疫状態検査）」は、Ｍの前に描き出してみせたのだ。

「この状態を改善するには、どんな方法があるのでしょうか」

Ｍは、真正面に座った赤木医師にそう問い返した。

「それは、オプジーボとヤーボイを投与することです」

ＳＮＳによって免疫療法の手法を知り、さらには赤木医師の著作によって「赤木メソッド」の手順を学んでいたＭには、その答えの予想はついていた。ばかりか、当クリニックでオプジーボとヤーボイを投与した場合の金額についても、すでに了解していた。

保険適用外の全額自己負担で、税込み49万５０００円。庶民にとっては、「これは痛い」というセリフが10回ほど必要になる金額だ（あとになって知ったことだが、これは、当クリニックで投与する量の上限、オプジーボ40㎎とヤーボイ５㎎の金額である）。

「オプジーボ、ヤーボイと水素ガス吸入を組み合わせれば、場合によっては劇的な効果が得られます」

Ｍの反応を待つように口をつぐんでいた赤木医師が、おもむろに口を切った。

じつのところ、Mは、すでにその前年、個人レベルでの免疫療法をスタートさせていた。2023年6月6日に**「水素ガス吸入器」**をレンタルして自宅に配置、7月14日には銀座一丁目の免疫療法クリニックでセカンドオピニオンを受け、**「ハイパーサーミア（温熱療法）」**の一歩を踏み出したのだ。

だが、そこに**「オプジーボ投与」**という本格的な免疫療法を投入しようとまでは考えていなかった。Mが、「再発予防」の手段として取り入れようとしていたのは、あくまでも生活に支障をきたさない金額の免疫療法であって、『TOKYO免疫統合医療クリニック』にセカンドオピニオンを求めたのも、「赤木メソッド」の免疫状態検査を受けることによって、絶え間ない「再発の不安」から解放されたいがためだった。

ところが――、『TOKYO免疫統合医療クリニック』で受けた最初の検査によって、事情はガラリと変わってしまった。もはや、Mは、その急転を前向きに受け入れるしかなかった。

「水素ガス吸引療法、やっておりますよ。去年の6月から、ほとんど毎日欠かさずに。多いときで、1日5時間、やっております」

Mは、腹を決めるつもりで言った。カウンセリングルームに居合わせた三者がつくる硬い空気が、ふっと溶けた。

「そうですか。それなら、だいじょうぶ」

赤木医師の目に、力強い笑みがこもった。

Mは、心中、おのれに言い聞かせた。すでに、舞台は整っていたのだ。この機をのがす手はない——。その思いが、ありのまま言葉になって口から出た。

「オプジーボとヤーボイの投与、受けさせていただきます」

対面の赤木理事長と西澤院長は、黙って軽く会釈をした。いとも慎ましい歓迎の表明だった。

【免疫サイクルにおける2つのブレーキ】

赤木純児

オプジーボは、がんの種類や進行度によって保険適用となる。その際、1回の投与量は240mg。たいして、「赤木メソッド」での投与量は、最大で1回に40mg。この大きな違いに、本書の序章で述べさせていただいた、標準治療と免疫療法の立脚点の違いが表されている。

標準治療はオプジーボの力だけでがんを治そうとするが、「赤木メソッド」では、オプジーボの助けによって「免疫サイクル」をスムーズ回すことでがん治療をおこなう。すなわち、前者が体の外部から力を加える療法ならば、後者は、体の内部にある力を動かす療法になるわけだ。

がん免疫サイクルには、以下のような7つのステップがある。

①がん細胞を破壊、がん抗原が放出される。
②免疫の「教育係」である「樹状細胞」が、がん抗原（標的）をT細胞に伝える。
③樹状細胞がT細胞を教育して、キラーT細胞へと成長させる。
④キラーT細胞ががん細胞へ向かっていく。
⑤キラーT細胞ががん組織に入り込む。
⑥キラーT細胞ががん細胞であることを認識する。

がん免疫サイクルの流れ

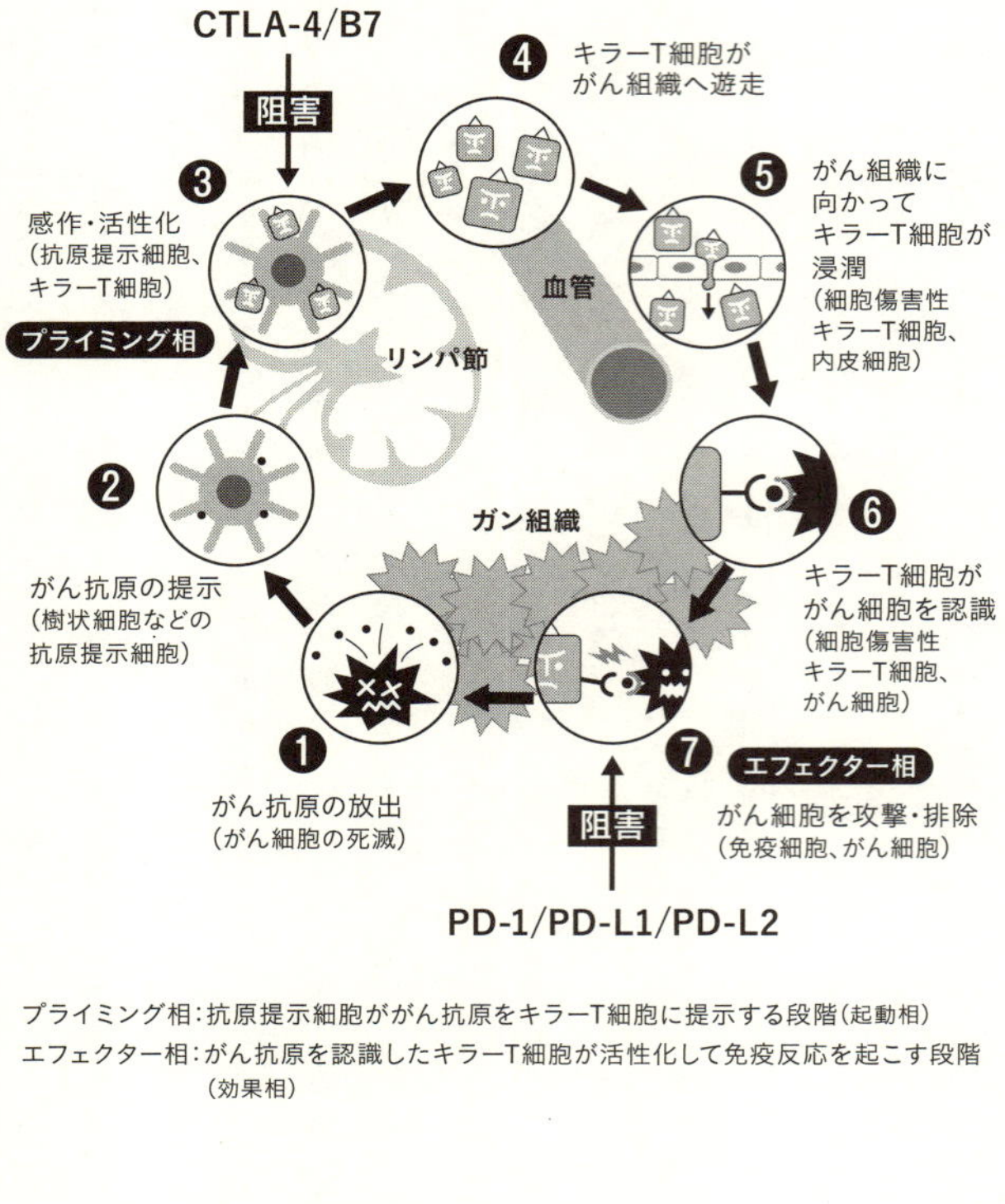

プライミング相：抗原提示細胞ががん抗原をキラーT細胞に提示する段階（起動相）
エフェクター相：がん抗原を認識したキラーT細胞が活性化して免疫反応を起こす段階（効果相）

⑦キラーT細胞ががん組織を攻撃し、排除する。

「悪玉キラーT細胞」の数値が上がっている人は、このステップのなかで、③と⑦にブレーキがかかっている。そこで、オプジーボが⑦のブレーキを外す役目を受け持ち、ヤーボイは③のブレーキを外す役目を受け持つ。

この③の段階では、樹状細胞（抗原提示細胞）が、軍事教練よろしくT細胞を戦闘員として教育し、鍛え上げて「キラーT細胞」に成長させる。T細胞から発現される分子「CD28」が、樹状細胞から発現する分子「B7」と結合することによって、がん細胞殺しの「キラーT細胞」に変身するわけだ。

だが、がんの進行とともにT細胞上に発現してくる「CTLA-4」が、樹状細胞から発現される「B7」に結合してしまうと、「キラーT細胞」の誕生が阻《はば》まれることになる。樹状細胞からT細胞に発せられる情報が遮断《しゃだん》され、T細胞を殺し屋に育て上げる教育がストップしてしまうのだ。さらに具合の悪いことに、「CTLA-4」は、「CD28」よりも「B7」に結合しやすいときている。そこで登場するのが、ヤーボイである。ヤーボイには、「CTLA-4」と「B7」の結合を解除し、その阻害ブロックを外す働きがあるのだ。

ヤーボイによって阻害ブロックが取り外され、「CD28」と「B7」がめでたく結合することで、T細胞をキラーT細胞に育成するプログラムが再開される——。したがって、本格的にキラーT細胞を導き出すためには、オプジーボに加えてヤーボイが必要になるのだ。

とはいえ、「悪玉キラーT細胞」の数値が基準値内におさまっているなら、③にはブレーキがかかっていないと見ていい。その場合には、ヤーボイを投与する必要がないという判断が成り立つ。私のクリニックでは、すでに、「これはヤーボイはいらない」という判断を臨機応変におこなっている。そのように、今後は、できるだけ治療の無駄打ちをなくしていきたいと思っている。

第2章

抗がん剤で「再発予防」の笑えない皮肉

前章では、直腸がんの除去手術をしたMが、執刀医から「切り取った直腸にがん化したリンパ節が見つかった」と告げられたことをお話しさせていただいた。リンパ節への転移は、いったんはがんを除去されたMに、再発の危険がもたらされた事態を意味するということも。

ところで、Y医師は、再発の危険だけをMに告げて、再発について知らんぷりを決め込んでいたわけでは、もちろんない。

退院から13日後の9月2日AM11：00。Mは、担当医Yから「がんの再発予防」についての説明を受けるべく、アプリで自宅前に呼んだワゴンタクシーに妻とともに乗り込んだ。夫婦そろって病院へ向かうのは、再発予防の説明を受けるうえでは「ぜひ奥様を同伴していただきたい」という、Y医師の強い求めがあったからだ。

AM11：15。病院に到着。診察券を自動受付機に通したあと、月の変わり目なので、事務員のいる受付で保険証を提出。そこで、血液検査およびレントゲン検査をうながす指示があった。

AM11：45。診察外来の受付であらためて手続きをおこない、外来のロビーで診察の順番待ちをするかっこうになった。ロビーの正面に掲げられたモニターには各人の診察番号が表示され、各診察室での各人の順番がひと目で分かるようになっている。

直腸の8割強を切り取られた手術の際、Mには、選択の余地なくストーマが装着された。ストーマとは、脇腹に腸の一部を引き出し、半球状の突起物を形作って排泄口（肛門）の代用をさせ、そこへパウチ（袋）をかぶせて便を溜める仕組みのことだ。世間一般には「人工肛門」という、いささか衝撃的な呼び名で通っている。

当初、Mは、ストーマなるものは、脇腹に付いた袋が満杯になるたびに中身をトイレに流すだけの、排便時に気張る必要がなく、尻を拭く必要もなければ、街中での急激な便意に困らせられることもない、そうした意味では本物の「アスホール」よりもよほど便利な装置なのだろうと想像していた。

ところがどうして、ストーマ装着後にMが味わわされてきたのは、大腸を経由しない仮設ストーマ（右の脇腹に付けるので、右ストーマともいう）ならではの水様性下痢に対処する頻繁なパウチ処理（パウチの出口からの排泄）、パウチのずれによる漏れへの絶え間ない気がかり、パウチと皮膚との擦《こす》れから生ずる「びらん（ただれ）」の痛み、それらが総がかりになることによってもたらされる重度の睡眠障害——、といった責め苦のアンサンブル。

すなわち、そのときのMの「QOL（生活の質）」は、「がん再発の不安」に「ストーマ生活の苦しみ」が加わることによって、はなはだしく低下していたのである。

【がんの部位によって、それぞれの切られる苦しみがある】　赤木純児

私が「がんを切って治す」から「がんを切らずに治す」にスタンスを転回したのは、もちろん免疫治療に目覚めたことがあるが、がん専門の外科医として、多くの患者さんの「切られた苦しみ」をこの目で見てきたこともあったと思う。

切ることによる弊害というものは、どんながんにもともなう。どの部位のがんが患者さんにとって一番つらいということはなく、苦しみの種類は違っても、苦しみの度合いに違いはない。

胃がんは完全に食欲がなくなり、やはり食事量が大幅に減る。たいがいは、見るからに痩《や》せ細ってしまう。最悪の場合、栄養障害が起こったりもする。乳がんは乳がんで、女性のシンボルをうしなう。膀胱がんは、初期の段階でも全摘《ぜんてき》になるケースが多い。再発が多いことを理由に全摘にするのだが、それだけに体調の管理が困難になる。尿管を直接、小腸につないで腹部の右側に突出させる。そこから尿を出すのだが、尿意を感じることはなく、しょっちゅう尿が出ている感覚になる。

また、咽頭がんも、手術後の悲惨さではひけをとらない。顔の形が変わってしまったり、声帯がなくなって声を出せなくなったりする。それらは、肉体的不自由を超えて、人間の尊厳にかかわってくる。

「今日は、嫌な予感がするんだよなぁ」

診察外来ロビーの一画に腰をおろしたMが、誰に言うともなく、ぼそりとつぶやいた。

隣に座る妻は、藤沢周平の文庫本（短編集）を読みふけっていて、とくに返事はしない。

「切除した直腸にがん化したリンパ節が見つかったもんで、再発防止の処置をすることになったわけだけど」

今度は、妻のほうに顔を向けて話しかける形をつくった。

「ひょっとしたら、それのせいで、ストーマを外す時期が延びるかもしれない。ストーマ生活をあと1年なんて言われたら、もう、どうしようもないぜ」

そう言いながらも、Mは、右脇腹の「びらん」がもたらすヒリヒリとした痛みに、そこら辺を転げ回りたい思いがしている。

文庫本から顔を上げた妻は、その目を正面のモニターに向けた。

「ほら。そう言っている間に、診察の順番がきてるよ」

ロビー全体に響き渡るスピーカーでMの名前が呼ばれ、Mと妻は、担当医Yの待つ「消化器系外科第一診察室」に入室した。

40代前半とおぼしきY医師は、大きなマスクの上のきりっとした目を親しげに笑ませて、「調子はいかがですか」と診察における定例のアイサツから始めた。型どおりのアイサツであっても、「調子」について問われては、Mとしては簡単に受け流すわけにはいかない。ストーマ生活にまつわる精神的・物理的苦痛のいっさいを矢継ぎ早に申し立

てたあと、

「これから、がんの再発を予防する処置についてご説明をたまわるとして、その処置のせいでストーマ閉鎖の手術が先送りになるということはあるんですか。いや、どうしたって、それはあってほしくないいんですがね」

我知らず、Mは、ほとんどケンカ腰になっていた。

「いまここでは、何とも言えません。ストーマ閉鎖が先送りになるか、そうならないかは、化学療法の副作用がどう出るかによって違ってきますのでね」

さらりと言ってのけ、Y医師は、すぐさま本題に話を転じた。

「ともかく、Mさんには、がんの再発予防を講じる必要が出てきています。ついては、今月（９月）から抗がん剤の服用と点滴をおこないます。くわしい用法はあとで薬剤師から伝えてもらいますが、服用は毎日、点滴は３週間に１回、２時間ほどおこないます。術後補助化学療法と呼ばれる療法です」

「術後、補助、化学療法……」

Mは、Y医師から聞かされた専門語を、もごもごと復唱した。

「Mさんの場合、再発の予防は、もともと術前の**放射線化学療法**（放射線の照射と抗がん剤の服用を組み合わせる療法）によっておこなわれていたことですので、これでしっかりと再発予防がなされるものと思います」

「その術後補助化学療法は、どれくらい続くのですか」

自分の体内に散らばっているにちがいないがんの粒にたいし、その療法がどれほどの効果をもたらすのか、Mは、何か判然としない思いを抱きながらたずねた。

「6カ月を基本とします。血液検査の結果が良ければ、3カ月で終了することもあります」

Mの判然としない気持ちが伝わったのか伝わらなかったのか、Y医師の返答は明快そのものだった。

AM12：50。Y医師の診察が終了すると、診察に立ち会っていた看護師が、Mと妻を診察室の裏手に併設された看護室へ案内した。ほどなく、点滴を担当する女性看護師が来室、抗がん剤の点滴投与について説明を始めた。およそ2時間の点滴は、外来化学療法室での区切られたパーテーション内でおこなわれ、その間は飲食自由、読書やスマホのゲームがOKなのはもちろんのこと、イヤフォンを使えば各パーテーションに設置されたテレビを観ることもできる。イヤフォンは、1階の正面受付の横手にある売店で買えるという。

そこで、よく気の回る妻が、Mの苦しい事情にかかわる質問をした。

「点滴の間、トイレは行けるんですよね」

確かに、2時間におよぶ点滴の最中、トイレがNGだとすれば、ストーマ・パウチが満杯になって破裂することだってありうる。

「はい。トイレに行かれるときは、カートを引いて行っていただきますが、いちおう、わたくしどもに声をかけていただくことになります」

その返答で、どれだけMがほっとしたことか。

抗がん剤の点滴を受け持つ中年の女性看護師は、最後にこうつけ加えた。点滴投与による化学療法は、毎回、血液検査の結果を受けての実施になるため、点滴の開始は9時30分であっても、検査結果が出るのに必要な50分を見込んで9時前に来院していただきたい、と。

「再発予防」がもたらした「再発の危険」

ＰＭ１：35。点滴担当の看護師と入れ替わりに、ロイヤルブルーのスクラブを着用した男が来室、病院詰めの薬剤師であると自己紹介した。狭い看護室にて、折りたたみ椅子に座ったＭと妻の前に立った長身の男性薬剤師は、Ｍが受ける「再発予防」の化学療法について、あらためて薬剤のスペシャリストとしてのレクチャーを始めた。

９月21日に始められる予定の「**術後補助化学療法**」は、飲み薬の「**ゼローダ錠**」と注射薬の「**オキサリプラチン**」を組み合わせたもので、名づけて「**XELOX（ゼロックス）療法**」。外来化学療法室でのオキサリプラチンの点滴投与（２時間）、および自宅でのゼローダの服用によって開始され、この同時並行の化学療法を２週間続けて、３週目の７日間を休薬。この21日間が、「ゼロックス療法」の１クールになる。これが８回繰り返される、およそ６カ月間の抗がん剤治療である。

直立不動の姿勢で続けられる薬剤師のレクチャーは、「ゼロックス療法」がもたらす副作用へと進められた。

「ゼローダ錠のおもな副作用には、手や足の先がヒリヒリする、赤く腫れる、場合によっては、皮膚に水泡ができたり踵がひび割れたりする手足症候群がございます。これについては、症状が出る前にハンドクリームで手足を保湿しておく予防をお勧めしております」

「ハンドクリームは、普通の市販されているものでいいんですか?」と質問をはさんだのは、Mではなく、やはり何かと細かいところに気の回る妻のほうだった。

「それでもかまわないんですが、ハンドクリームについても、いちおう、こちらで用意させていただきます」

そう妻に応じたあと、薬剤師は、ひょろ長い体軀《たいく》をまっすぐに立たせたままMに向き直って、

「ゼローダの服用によって術前の化学療法をされたということですが、オキサリプラチンの点滴は、未経験でございますね。こちらでは、手足がしびれてボタンがかけられな

くなる、包丁が持てなくなる、あるいは喉や舌がヒリヒリして食べ物が呑み込めなくなるなどの症状が報告されております。この症状は、冷蔵庫に手を入れたり氷に触れたり、エアコンの冷気に当たったりすると、よけいに重くなる傾向があります。ですから、点滴をしてから2、3日は冷たい飲み物を避け、エアコンの冷気に直接当たらないようにするなどのセルフケアが求められます。なるべく温かい飲み物、食べ物をとっていただくのがよろしいかと思います」。

薬剤師から授かったこの注意事項は、けっして大げさなものではなかった。

少々、話が横道にそれることになるが、抗がん剤「オキサリプラチン」がもたらす副作用がどんなものであるかを、Mの日記からの抜粋によって物語ってみよう。

『「ゼロックス療法」が開始された翌日の9月2日午前1：35。就寝後1回目のトイレ。排尿と満杯になったパウチの処理をすませ、キッチンへ。冷蔵庫を開け、水様性下痢(大腸を経由しない仮設ストーマに付随する状態)による脱水症状がもたらす渇きをいやすために氷をひとつまみ。と、氷をつまんだ指先に電気ショックに似た強烈なしびれ。

あわてて、つまんだ氷を口にほうり込めば、両アゴが激しくしびれ、それに続いて襲ったのは、身体の中心が裂けるような鋭いショック。思わず、身体を前のめりに折って冷蔵後の前にうずくまる。

午前6：35起床。この日は、朝から「オキサリプラチン」の副作用による受難続き。冷蔵庫に手を入れても、冷した果物に触れても指先がビリビリ、柔らかいマカロンを口に入れても硬いせんべいをかじっても、両アゴがビリビリ。これでは、身の周りに食べ物がありながらも、食難民の境遇。それにしても、柿の種が口内にしびれをもたらさなかったのは、ひとつの謎。せんべいはたとえ薄焼きでも×なのに、柿の種が○なのはなぜなのか――。』

いまにして思えば、抗がん剤投与がもたらす副作用という障壁は、ほんのオマケにすぎなかった。じつは、「再発予防」そのものを直撃する重大な障壁が、この先でMを待ち受けていたのである。

2022年11月2日AM8：30。妻が運転するクルマで都内総合病院の正面玄関前に到着。下車して運転席の妻に手を振り、玄関を通って自動受付機で本日の診察ファイルを入手。それを検査科受付に提出した10分後、血液検査の呼び出しがあった。この血液検査の結果が、Mの「再発予防」に関して大きな意味を持つことになるのだ。

AM８：50。血液検査を終えたMは、外来診察のロビーに席を取ると、やおら文庫本を開いた。診察は、血液検査の結果が出てからになるので、順番が来るまで1時間は待たなくてはならない。

AM９：45。ようやく、担当医の待つ第一外科診察室からの呼び出しがあった。

「早朝の血液検査、ご苦労さまです」との一声に続き、Y医師は、Mがまったく予想していなかった状況の急展開を伝えてきた。

この時点をもって、急きょ「術後補助化学療法」を中止することになったのだという。

「さきほどの血液検査で、抗がん剤の影響によって白血球が減少し、免疫力が急激に低下していることが分かりました。明日から10日間ほど、外出を避けてください。この状態だと風邪をひいても重篤になります。下手をすると、死亡する場合もある」

免疫力が低下するということは、それだけがんの再発を招きやすい状態になるということだ。がんの再発を阻止する策を講じたせいで、かえってがんの再発を歓迎してしまう――。これを笑えない皮肉と言わずして、何と言おうか――。

だが、実際は、「笑えない皮肉」などとシャレのめしている場合ではなかった。当面の危機が「免疫力の低下」であるとしても、それを回避することで、もうひとつの重大な危機が回避不能になることは分かりきっていた。

抗がん剤治療がＮＧになってしまったならば、体内に散らばったがんの粒を消し去る「再発予防」は、いったいどうしてくれるのだろうか。その重大な疑問に対するＹ医師の回答は、以下のようなものだった。

「すでに11月ですので、来年の話になってしまいますが……。Ｍさんの免疫状態しだいで再開、ということにしたいと思います」

第3章

免疫療法に革命をもたらした、水素ガスのマジカル・パワー

Y医師の言葉どおり、年をまたいだ2023年1月18日、Mへの「ゼロックス療法」の再開が試みられた。例によってAM9：30に開始される2時間あまりの抗がん剤点滴投与である。ただし、今回は試験的に1回の点滴投与ですませ、翌週1月25日に血液検査とCT検査をおこない、その結果を待って正式な再開をしようということになった。

1月25日AM8：30。血液検査のあと、ほとんど間を置かずにCT検査。それから1時間半後の診察にて。Y医師からMへ、本日の血液検査の結果によって「ゼロックス療法」の再開がストップされることが告げられた。理由は、やはり白血球の急激な減少で、今回の中止は再開の想定をふくまない終了であるとのことだった。

すなわち、8クール（1クール21日間）を基本とする「ゼロックス療法」が、Mについては2クールにも満たずに打ち切られ、それきりになってしまったわけだ。これでは、「再発率31・8％」にたいする「再発予防」の処置は、何もなされなかったも同然である。

【術後化学療法は、免疫を上げなければならないときに免疫を下げる】赤木純児

術後補助化学療法とは、執刀医が完璧に遂行したと判断した手術のあと、６クールないし８クールの期間、再発を食い止める目的でおこなうものだ。だが、これをおこなった人でも、かなりの確率で再発することを私は知っている。

術後の化学療法は、血液中に残ったがん細胞を消し去るためにおこなうのだが、私が思うには、それが逆に再発を助長することになる。というのは、かえって化学療法が免疫力をガクンと下げてしまうからだ。

「赤木メソッド」でも抗がん剤を使うが、使用をなるたけ少量にしているのは、そうした弊害をじゅうぶんに承知してのことだ。

とはいえ、標準的な治療として一般的におこなわれている術後化学療法について批判的なことを言うと、いろいろな差し障りが出てくる。なので、このような表現にとどめておくことにしよう。がんの手術後、予防的に化学療法をおこなったとしても、再発して病院に舞い戻る人がかなりいるというのが現実なのであると――。

術後に再発予防のために抗がん剤を使う場合は、少量におさえるべきところを、標準治療では使用限度のマックスまで使う。だから、副作用によるダメージも相当なものになる。そうすると、もともと手術によってベーシックな体力が落ちていて、感染症の危険にもさらされているところに、抗がん剤投与がもたらす副作用によって追い打ちがかけられることになる。

M氏のように、術前の化学療法をやって、そのうえ術後の化学療法もやるケースが多々ある。そのケースだと、患者さんによっては限度を超えた抗がん剤を投与されてしまうことにもなる。

そうでなくとも、術後化学療法で投与されるオキサリプラチンは、かなりきつい。あの冷感症状の、感電したような手足の痺《しび》れは、並大抵ではない。その冷感症状があって、白血球まで減ってしまっているのだから、健康状態としては、もうどうしようもないという状況である。

M氏は8クールのところを2クールで中止になったわけだが、かえって、それでよかったのだと思う。いまは冷感症状による痺れはないようだが、術後化学療法を8クールもやっていたら、いまだに手足の痺れが続いていたかもしれない。
ともあれ、がんの再発予防で肝心なのは、免疫を上げることなのである。そこの根本概念が、標準治療にはないのだ。

術後化学療法の思わぬ行き詰まりが、Ｍをして「免疫療法」へと駆り立てる大きな誘因になるのだが、さらに、それよりも大きな誘因となる出来事が、もうひとつ起こったのである。

「悪いことは重なる」とはいうが、その出来事は、「ゼロックス療法」の完全な打ち切りが告げられたのと同じ日、同じ診察の場で起こった。Ｙ医師は、当日に撮影されたＣＴ画像をＰＣ画面に映し出しながら、「今朝のＣＴ検査では、直腸がんの再発は認められませんでした。手術から5カ月目の検査で、再発なし。それは、とてもよかったんですが……」と言葉を切り、画像を大腸から肺の映像に切り替えた。

「右肺に映り出ているこの白い影は、何なのでしょうね」

Ｍが ＰＣ画面に映り出たモノクロ画像を見やると、片肺の下部に白い影が煙のようにたまっているのが認められた。

「確かに、白い影がありますね。でも、左側の肺に映っていますけど」

「いや、肺の画像は左右が逆になって表れますので。それにしても、この影、何なのでしょうね」

Y医師は、さほどでもない、といった口調で同じ言葉を繰り返した。

「CTのモノクロ画像で白い影というのは、どんなものを表わしているんですか」

Mの胸に、不安が少しずつ広がっていく。あたかも、それが白い影となってCT画像に投影されているかのようだ。

「X線が通りにくい、固い密度の高いものが白い影となって表れます。たとえば、腫瘍ですね」

それを聞いて、Mとしては、心中おだやかでいられるはずがなかった。

「隠れていたがんの粒が、とうとう腫瘍化したんでしょうか」

「いいや、それはない。がんとは無関係です」

Y医師は、言下に否定したうえで、

「よく言われる、**結節影**というやつなんですが」

「結節影、何ですか、それは」

「広い意味での肺疾患の疑いを示す影を、そう呼んでいるわけです。いずれにしろ、肺は私の専門ではないので、呼吸器科に診てもらったほうがいいでしょう」

その日、時を経ずに通された呼吸器内科の診察室では、総白髪と白衣の調和が印象的な年配の医師が、Ｙ医師から送られた画像を念入りに検《あらた》めて、「いまのところ、結節影としか言いようがないな」

と、初回の見立てを、Ｙ医師の診断をなぞる範囲にとどめた。

「悪性と良性の腫瘍、結核、肺炎、肺気腫、肺真菌症などをふくめた肺疾患のなかで、そのうちのどれに当たるのか分からない。ただ、影の輪郭がぼやけているから、がんのたぐいではないと思いますよ」

そこで年配の医師は、「何にせよ、良性の腫瘍である疑いが濃厚ですな」と、変に気にかかるニュアンスの表現を使った。それとも、この逆説風が、医者ならではの職業的な言い回しというものなのか。

「20日ばかり経過観察をして、あらためてCTをやってみるとしましょう。そのときに消えていれば、問題なしということで」

遠隔転移の疑い

2月15日AM9：30。同病院のCT検査室で、あらためてMにたいする「肺CT」が実施された。Mとしては、「結節影」と呼ばれる右肺の影が消え去っていることを期待するほかはなかった。

1時間半後——、呼吸器内科の診察室にて、例の年配医師がPC画面に映し出された肺の画像を見やりながら、

「影は消えるどころか、いくぶん大きくなっていますな」

そう言って、おもむろに回転椅子を回してMに向きなおり、やんわりとした口ぶりで言った。

「どうやら、気管支内視鏡検査を実施する必要が出てきたようですね」

ただし、当院には気管支内視鏡検査の設備がないので、近隣の大学病院を紹介するとのことだった。

ここで、**「気管支内視鏡検査」**について説明しておいたほうがいいだろう。これは、太さ３〜６㎜のファイバースコープ（チューブ）を口から喉を通して気管支に挿入し、スコープに装着された超小型カメラで内腔を観察するとともに、スコープ内に差し込まれた径２㎜の鉗子《かんし》を使って検体（病変部の組織）を採取する検査を言う。つまり、この方法で採取された検体を調べることによって、病変の正体を特定するわけだ。

４月19日の早朝。Ｍは、アプリで自宅前に呼んだタクシーに乗り、総合病院で作成された紹介状（消化器系外科のＹ医師と呼吸器系内科の年配医師による）と肺のデータ画像を収めたＣＤをたずさえて都内大学病院へ向かった。

ＡＭ11：00。１階にある呼吸器内科の初診において、Ｍは、初対面のＳ医師より、あらためて同院で肺のＣＴ検査を受けるよう指示された。何でも、同院のＣＴは、画像の解像度の高さが売りらしい。

ＡＭ11：45に始まったＣＴ検査は、造影剤の点滴投与を中途にはさんで、およそ20分で終了。検査結果についての診断は、2時間後の見当だ。なんと、映画1本分の待機時間である。ふと思い出したのは、とびとびの講習を受けるために終日、教習所に縛り付けられるかっこうになった運転免許取得の日々。思えば、46年も昔のことだ。意識のなかで時をさかのぼっていくうち、おのずから、父親が肺がんで片肺を切り取ったことが思い出された。

父親からはスポーツ・芸術・学問にかんする遺伝子はひとつも受け継がなかったというのに、肺がんの遺伝子だけは受け継いだのか――。ロビーの椅子に座ったまま、そんなことを、ぼんやりと考えた。

PM2：15。この大学病院が解像度抜群を自負するCT画像をもとに、S医師が、Mの右肺下部にできた影についての診断を下した。

「お持ちいただいたデータと比較すると、この2カ月の間にも、影がまったく小さくなっていないことが分かります。これは、悪性の腫瘍の可能性が高い、と言わざるをえません」

なんと、総合病院の年配医師による所見とは正反対の所見となった。

「悪性の腫瘍……つまり、肺がんですか」

「正直、その疑いがあります。Ｍさんにお持ちいただいた紹介状によると、手術で切り取った検体にリンパ節のがん化が認められたということですから、直腸がんからの遠隔転移ということも考えに入れなくてはなりません」

「遠隔転移……」

Ｍは、初めて耳にした、量子物理学を思わせるような言葉を、不気味な思いで反芻《はんすう》した。

「それは、がんの再発とは違うんでしょうかね」

「最初にがんが発生した原発巣《げんぱつそう》からリンパ液に乗って他臓器に転移したのなら、まさしく再発です。そのうち、直腸から肺のように、大きく離れた臓器間の再発を遠隔転移と呼びます。この遠隔転移の場合、ほとんどが１カ所の再発ではすまされません」

Ｓ医師は、自分の話し方が機械的過ぎたと感じたのか、一拍置いて、口調を柔らかにあらためた。

「ですから……遠隔転移から拡散までの可能性も視野に入れて、これから、くわしい検査を進めていかなくてはなりません」

まるで、直腸がんを治療した手順が、ゼロから再開するかのようだった。Mは、ふたたび自分がマナ板の上に乗せられるのを感じていた。

4月26日PM4：30。同大学病院にて、Mは、「気管支内視鏡検査」に先立ってMRI検査を受けた。

CT検査に続いてわざわざMRI検査がおこなわれたのは、理由のないことではない。両者は「内部画像断層撮影」としてひとつにくくられるが、その役割には微妙な相違がある。検査の方法（放射線機器の検査台に仰向けに寝かせられ、ゆっくりと稼働するトンネル状の撮影装置に収容される）はまったく同じだが、CT検査は広範囲にわたって5㎜程度（1㎜以下とも）の病変を探し出すことに適しており、MRI検査は特定部位の病変を正確にとらえることに適している。そうSNSの記事では説明されている。

【ＣＴ検査で発見されるのは、１㎝以上のがん】

赤木純児

ＳＮＳで検索すると、ＣＴは５㎜とか１㎜のがんを発見できる、という記事も出てくるが、実際は、ＣＴで見つかるのは１㎝以上のがん。ＣＴの精度とは、その程度のものなのだ。

最近になって、一般のがん検診として注目を集めているＰＥＴ－ＣＴだと、５㎜以上というところ。それ以下は、もう検出できない。

私も、治療の結果を画像で確認するためにＣＴやＭＲＩを使っているが、小さいがんは検出できないことが分かっている。だから、ＣＴによってがんを早期発見できるとは、そもそも思っていない。

１㎝のがんというのは、何年もかかって１㎝まで成長したものなので、ＣＴで発見されたときには、もう遅いのである。再発の発見としては、それ以前に見つけないと手遅れになるということだ。

そして、5月2日——。大学病院呼吸器内科の診察室にて、「肺の影の状態に変化なし」というMRI検査の結果を知らされたあと、検査室（2階）に移動しての「気管支内視鏡検査」となった。

検査の開始は、AM11：15。検査のくわしい内容については割愛するが、忘れられないのは、喉の奥へスコープが挿入される違和感よりも、手術中、喉と気管にスプレーとなって噴射される局所麻酔の激しい刺激である。手術着で全身を覆ったS医師の合図で、助手が放つ麻酔スプレーが喉の奥に吹きつけられる。それが何度も繰り返されるのだが、そのたびに、胸のなかが強い酸味にむせかえるような錯覚に襲われるのだ。それは、まるで、肺に舌と同様の味覚があるかのようだった。

ところが——、この検査は、Mに予想外の辛苦をもたらしただけに終わった。右肺に巣食う影が「遠隔転移のがん」なのだとしたら、もはやがんで死ぬのを待つばかりになってしまうのかと、生きた心地もせずに検査結果を待ち続けたMは、とんだ肩透かしを食らうはめにおちいったのである。

5月15日PM1：45。都内大学病院呼吸器内科の診察室にて、担当医Sは、こう切り出した。

「このたびの検査の結果ですが、右肺の影ががんであるという特定にはいたりませんでした」

「では、がんではなかったと」

「いいえ、がんでないという特定にもいたっておりません」

Ｍは、我が耳を疑った。そんなはずが、あるものか。今回の検査では、ＣＴやＭＲＩのような断層撮影の次元を超えて、病変の一部をじかに採取したのではなかったか。

「しかし、スコープの先端から突き出た鉗子で、検体を摘み取ったんですよね。その検体を調べても何だか分からない、なんてことがあるんですか」

「検体採取というものは、そもそも狙った病変の組織をうまく採れるとは限らないんです。見当違いの組織を採取してしまうことも、ままあります。だから、がんと特定できなかったことが採取に成功した結果なのか、採取に失敗した結果なのか、はっきりとは区別がつかないケースが出てくるわけです」

喉から気管支にスコープを挿入された当事者ならば、誰もが「ふざけるな」と叫びたくなるようなことを、S医師は、悪びれる様子もなくとうとうと述べ立てた。

S医師の「キッカイな弁明」を聞き終わったMは、「ふざけるな」と叫ぶ代わりに、S医師を冷たくにらみつけた。そんなMには取り合わず、S医師は、

「こうなれば、あとはPET-CTを受けていただくしかありません」

と、話のホコ先を大きく転じた。

PET-CTとは、がんが正常な細胞よりも多くブドウ糖を取り込む性質を利用したもので、ブドウ糖に類似した放射性薬剤・FDG（フルオロデオキシグルコース）を体内に注入（注射）して、FDGの集積を画像化することで、がんの疑いのある部位およびがんの全身への広がりを調べる検査を言う。がんがあれば、がんがFDGを取り込んだ反応として、カラー画像の場合は赤紫色の光によって表される。

CTやMRIと同様、医者ががんの疑いを認めた場合は保険適用になるのだが、近ごろでは保険適用外のがん検診としても一般の人気を集めているという。保険適用外での費用は10数万円になるにもかかわらず、需要が世間一般への広がりを見せたのは、ちょ

っとした驚きではある。

【検査の迷宮入り】　赤木純児

　ＰＥＴ－ＣＴは、確かにがんを検出するのだが、たんなる炎症にも反応する。だから、ＰＥＴ－ＣＴの検査結果によってがんなのか正常なのかを判定するのは、難しいときもある。ただでさえ、正常であってもなくても、膀胱、心臓、脳にたいしては反応して赤く光る。また、良性腫瘍でも赤く光ることがあるのは確かだが、だからといって無視はできない。私ならば、赤く光れば、とりあえずがんを疑ってかかるだろう。

　ＰＥＴ－ＣＴの一般的人気については知らないが、線虫の検査については、テレビでさかんにコマーシャルしているのを知っている。線虫ががんの臭いに反応する性質を利用して、がんのリスクを判定する検査なのだが、確かに、あれなら、がんがあるということは分かる。だが、どこにがんがあるかは分からない。

だから、線虫検査の結果、「がんのリスクあり」と判定されたあとは、どこのがんなのかを確かめるために、あらたに検査を重ねなくてはならない。だが、それで終わるわけではない。それらの検査によって発がんと疑われる部位が特定されたならば、発がんの真偽を判定する検査が必要不可欠になる。多くの場合、それらの検査を経ても、なかなか結論が出ない。すなわち、検査を繰り返したあげくの迷宮入り、ということになってしまう。

免疫療法ならば、免疫状態を調べることで、発がんのリスクをかなりの精度で判定できるのだが——、残念ながら、標準治療の領域には、それがないのだ。

Mが大学病院に通院していた2023年5~6月のころは、PET-CTの名は、さほど知れ渡っていなかった。Mも、検査センターで受けられるがん検診のひとつとして知っていたにすぎない。

この大学病院で3つの大きな検査を受けながら、いっこうに明確な答えをもらえていないMが、さらにPET-CT検査の追加を言い渡されて、意味もなく検査攻めをされているると感じるのは無理もなかった。おのずと、Ｓ医師に詰め寄る構えになった。

「スコープを喉から突っ込んで、鉗子を使って病変部位をつまみとってもがんと分からなかったものが、どうしてＰＥＴ－ＣＴの検査で分かるというんですかね」

Ｓ医師は、Ｍの剣幕にも動じる様子を見せない。

「ＰＥＴ－ＣＴを受けていただくのは、肺の影ががんであるかどうかを特定するためでなく、全身を調べてがんの転移がないことを確かめるためなんです」

「肺の影が対象ではないと……。それは、どういうことです」

「Ｍさんへのの ＰＥＴ－ＣＴ検査は、あくまでも手術ができるかどうかを判断するために実施するわけです。もしも体内の広範囲にがんが転移していたとすれば、手術はできませんので」

この返答で、ようやくＭはＳ医師の企図を解した。Ｓ医師は、「がんの再発を見きわめる」という段階を大きく飛び越えて、すでにがんを摘出する手術の準備を始めようとしているのだった。

ふいに開いた、免疫療法への入口

大学病院地下1階のタクシー乗り場で客待ちするワゴンタクシーに乗り込んで帰宅の途についたとき、Mのデイバッグには、「医療情報提供書」の封書と、同院でおこなわれたCT検査のフィルムが納まっていた。いずれも、MがPET-CT検査を受けるうえで、検査センターに持参しなくてはならない必需品である。これらがあってこそ、MのPET-CT受検は保険適用となるわけだ。

検査センターの場所は、都営地下鉄三田線西台駅より徒歩1分。検査の日時は、2023年5月19日PM2:15。検査の所要時間は3時間で、来院の5時間前以降（AM9:15~）は禁食にして水以外は禁飲、とのことだった。

5月18日。Mは5カ月前のストーマ閉鎖（2022年12月13日）のあとに根強く残る排泄《はいせつ》障害を押して、飲みに出かけることになった。相手は、Mがフリーライターになる前に勤めていた出版社の後輩にして、数少ない友人のひとりである佐藤俊彦氏。彼は、数年前にMが勤めていた出版社を辞め、『ワニブックス』が新しく設立した新書系出版社『ワニ・プラス』の社長におさまった。彼には直腸がんのことは伝えたものの、それから1年あまり音信が絶えていたため、「再発の危機」ウンヌンのことまでは伝わっていない。

ところで――、その日、勇を鼓して出発したMとしても、最寄り駅かいわいの飲み屋に行くのではなく、バスと電車を乗り継いで高円寺までおもむくのだから、便秘と下痢が不規則に繰り返される排泄の不調が大きな不安材料にならないはずはなかった。だが、それを振り切って飲みに出かけるのも、健全な社会生活を取り戻すための精神的リハビリというものである。

なぜ、こんな話を始めたのかと、さぞ読者はいぶかっておいでだろう。もちろん、ムダ話をするためではない。それどころか、この日の高円寺における一献のおかげで、がんの「再発予防」において袋小路に入ってしまったMが、思いも寄らず、その行き詰まりを打開する突破口を見出すことになるのだ。

ＰＭ５：30。「早い時間に飲み始めるほうが、背徳感《はいとく》があっていい」と佐藤氏が提案した時刻に、高円寺駅の改札前で両者は合流した。案内役は、高円寺の地元民（住人）

たる佐藤氏が買って出て、さまざまな和製ワインをそろえた和食料理屋にするりと入店した。

いくらか飲み食いするとオールドムービーの話となり、コッポラ監督の『地獄の黙示録』について、Mが「ありゃ、壮大なる自主制作映画だね」と評すれば、佐藤氏は「言い得て妙ですね」と返す。そんな旧知ならではのやりとりを交わすうち、自然と、話題はMが苦闘している「がん再発の疑い」へと移った。

すると、佐藤氏は、直近に出版した1冊の新書をバッグから取り出して、向き合いでワインのグラスをあおるMに手渡した。新書の表紙を飾るタイトルは、『がん治療の「免疫革命」』。副題は、がんと水素と「悪玉キラーT細胞」。その表紙に著者として紹介された赤木純児氏は、元はがん専門の消化器系外科医にして、現在は免疫療法に特化した熊本のクリニック（『くまもと免疫統合医療クリニック』）の院長。

出版元の『ワニ・プラス』を仕切る佐藤氏によれば、「赤木院長のクリニックには、標準治療に見放された末期がんの患者が、全国から免疫療法を求めてやってくる」とのこと。

手渡された新刊本の内容についてMが問えば、佐藤氏は、

「発がんの原因とされる悪玉活性酸素を退治し、ひとつの細胞に２０００個は存在するミトコンドリアを活性化させて、免疫力を格段にアップさせる**水素ガスを使用した免疫療法**のことが詳述されている」

といった説明をしてくれた。

シロウトのMにとっては、分かりそうで分からない話だったが、

「水素ガス吸入療法は、水素ガス吸入器をレンタルすれば自宅でやれますよ。オレも、吸入器を事務所に置いて、毎日やってます」

という、きわめて実際的な話が、とくにMの気を引いた。

がん再発の問題がどんどん悪い方へ向かっていくなか、医者たちの意のままに流されていく以外、おのれの頭と手足を使ってできることは何もないという状況――。そんな状況下にあったMとしては、何はともあれ、がん再発と闘うために自分ができることがひとつでも見つかった、ということが大きかった。

【知られざる、水素ガスによるがん治療革命】

赤木純児

水素ガスには、ミトコンドリアを活性化する働きがあるという話は、すでにさせていただいている。これは「赤木メソッド」における重要なポイントなので、水素とミトコンドリアの相関関係を、あらためてくわしく説明させていただこう。

「赤木メソッド」の話にまつわって何度も出てくる悪玉キラーT細胞、すなわち疲弊キラーT細胞というのは、ひと言で言えば「ミトコンドリアがへばったキラーT細胞」なのである。つまり、ミトコンドリアの力が落ちているのだ。そのせいで、キラーT細胞は疲弊キラーT細胞になってしまっているのだが、水素ガス吸入によって疲弊キラーT細胞内のミトコンドリアが元気回復することによって、元来の強力なキラーT細胞によみがえってくれるわけだ。

これまでは、キラーT細胞がいったん疲弊キラーT細胞になると、もう元には戻れないとされていて、まったくどうしようもなかった。「疲弊」のままでいるとオプジーボは効かないし、いろんな治療が奏功しない。ところが、水素ガスの介在によって、疲れ切ったキラーT細胞に元気を取り戻させることができるようになった。そのおかげで、それまで効かなかった治療が、ことごとく功を奏するようになってきたのである。

ところで――、そうした水素ガスの効果のことは、本当に知られてない。あきれてしまうほど、まったく知られていない。

最近では、ミトコンドリアの劣化が老化に影響する、ということが言われている。ひとつの細胞内に数百、数千と存在するのだから、そもそもミトコンドリアの影響が大きくないはずはない。

実際、それらの無数のミトコンドリアが吸収、代謝、排泄などに必要なエネルギーを放出するＡＴＰ（アデノシン三リン酸）サイクルを回して、人間の生体活動をささえるエネルギーを生み出しているのだ。

ミトコンドリアが弱ってしまうと人間も弱ってしまうというのは、まことにうなずける話である。

Ｍの胸に生じた「結節影」は、いまのところ正体が明らかになっていない。かりに、これががんではないことが判明したとしても、体内に散らばった（はずの）がんの粒どもが潜伏する場所は、特定不能のままになる。場所を特定できないがんには、当然のごとく手術も放射線も用をなさない。さりとて、「再発予防」のための抗がん剤投与は、免疫力の低下を招くゆえに無期限の禁止とされてしまっている。

かくなるうえは、残る「再発予防」の手段は、免疫療法しかない——。そのような結論にいたるのは、もとより当然の帰結だったのだが、これまでのMには、「免疫療法」に一歩を踏み出すきっかけがなかった。まして、「がん再発」にそなえた定期検診と「肺がんの疑い」にまつわる検査によって通院がかさむなか、このうえ免疫療法を受けるための通院が重なることは負担が大きすぎた。

しかし、たったいま、Mは、効果が期待できそうな免疫療法を自宅でおこなうことができるという目が覚めるような情報を、旧知の友人からもたらされたのだ。

しかも、当の佐藤氏から、水素ガス吸入器を販売・レンタルをしているのが『ヘリックスジャパン』という会社であることを教えられ、「ハイセルベーター」と名付けられた製品（水素ガス吸入器）の資料を郵送してもらう約束までするにおよび、知らぬ間に免疫療法開始のお膳立てが整ってしまっていた。

そうしたいそがしい展開のせいで忘れそうになっていたことを、Mは、みずからに思い出させるつもりで口にした。

「そういえば、明日の19日は、ＰＥＴ‐ＣＴの検査だったな」

そこで、佐藤氏は、

「それで、だいじょうぶなんですか、前の晩にこんなに酒を飲んじまって」

Mは、和製ワインがつくってくれたいい気分に乗って、冗談半分に言った。

「いくらでも飲めるよ、明日の午前９時15分までは」

ＰＥＴ‐ＣＴという検査の意味

５月19日ＰＭ１：45、Ｍを乗せたタクシーが、都営地下鉄三田線西台駅近くの検査センターに到着した。
ＰＥＴ‐ＣＴ検査の開始時間は、ＰＭ２：15。来院は開始の10分前というルールに間に合わせようとしたところ、刻限の30分前に着いてしまったしだいである。

当日は朝から雨が降りしきり、その激しさは、検査センターの正面に乗り付けたタクシーを降りて入口に達するまでの数歩で、全身がびしょ濡れになるほどだった。

そこから先の検査については、くわしく述べるつもりはない。それにしても、受付、看護師、検査技師をひっくるめたスタッフの、こちらを「下にも置かない」といったムードのうやうやしさ、検査着への着替えの案内、放射性薬剤の注射、快適な安静室での待機（薬剤が全身にいき渡るまでの40分間）から検査台への誘導を経て、検査終了にいたるまでの細《こま》やかにして手厚いケアは、特筆に値する。

ところで、Mは、この検査センターを賞賛することが目的で、以上のようなことを述べ立てたわけではない。この施設を例にとれば、保険適用外のPET－CT検査で13万5300円を請求するがん検診ビジネスなるものが、いかにみずからを磨きあげ、いかに高度な成熟にいたっているのかを肌身で感じ、「がんは2人に1人」についての実感をあらたにした——。そんなことが言いたいわけだ。

　6月5日PM1：45。都内大学病院呼吸器内科の診察室にて。S医師のデスクに置かれたPCの画面には、PET－CTによってMの体内を撮影したカラー画像が映し出されていた。検査台の上にあおむけに寝てバンザイの姿勢をとったMの、腿の付け根から頭部までを映した画像である。Mがその画像に目をこらすと、画像のところどころに赤紫の光が散っているのが認められた。これらはがん拡散のシグナルなのかと、胸をずきんとさせたMにたいし、S医師は、Mの心中を察して先回りするように言った。

「これらの赤い色の散らばりについては、何も心配することはありません。人の体内には、もともとブドウ糖の代謝が活発な部位がありまして、それらが体内に注射されたFDG、つまりブドウ糖に類似した放射性薬剤を集積して赤く光るわけです。そうした体内の活発なブドウ糖代謝を生理的集積と呼ぶのですが、その現象が見られる部位はあらかじめ分かっておりまして」

　またもや、Mにとって分かりそうで分からない話になった。だが、それにしても、S医師のややこしい説明にたいし、真っ先に質問すべきが何であるかは、Mにも分かった。

「たとえば、もともとFDGに反応して赤く光りやすいのは、どんな部位なんです」

Ｓ医師は、大きな尻を置いた回転椅子を回し、Ｍの倍も横幅のありそうな身体を正面に戻して、体内画像の股の中心に当たる部分を太い指で示した。

「たとえば、膀胱《ぼうこう》です」

なるほど、膀胱と思われる部位が赤く光り、さながらＭの体内画像が赤フンを着けたようなアンバイになっていた。

「また、体内に注入されたＦＤＧは腎臓から尿のなかに排泄されるため、腎臓にも生理的集積が見られます。そのほかの大きな部位では、脳、心臓、肝臓、小腸、大腸などがＦＤＧに反応しやすい部位として挙げられます」

「生理的集積」のことが知りたいわけではないＭは、Ｓ医師の長くなりすぎた説明を聞き流して、問題の焦点である右肺の下部を鋭く注視した。はたして、そこでは、一点の赤い光が（Ｍにとっての）強いアクセントを放っていた。

「右肺の下部が、赤く光っているじゃないですか。ここは、生理的集積が見られる部位ではないのでは……。つまり、この画像によって、ここががんであることがはっきりしたと……」

恐る恐る問うたMは、Ｓ医師が「そうです」と返答するものと思って下唇を噛んだ。ところが、

「いえ、そうとは言い切れません。ＦＤＧの集積は、良性の腫瘍においてもおこなわれることがありますので」

その瞬間、思考がバラバラに散らばるような混乱がMをおそった。

「で、では、何のためにＰＥＴ-ＣＴを……」

Ｓ医師は、Mの混乱など「どこ吹く風」の悠然たる様子で、大きなマスクに覆われた大きな顔を、ゆっくりとうなずかせて見せた。

「ですから、前にもご説明もうしあげたとおり、MさんにＰＥＴ-ＣＴを受けていただいたのは、肺以外の部位への転移があるかないかを確認するためでして。今回、それがなかったことが確認されたわけです」

「ということは？」

「つまり、ようやく、肺がんを想定した手術ができる状況になったということです」

「ちょっと、待ってください」

そこでMは混乱から覚め、なんとか平常な思考を取り戻した。

「がんであるかどうかが分からないものにたいして、手術をするんですか」

「がんとは特定できていなくとも、がんの可能性は捨てきれない。いや、捨ててはいけないんです。ここまできたら、がんかどうかをはっきりさせるには、手術をして確かめるしかありません」

「手術して確かめるなんて、簡単に言わないでくださいよ」

Mがなんと言おうと、S医師には、動じる気配もない。

「きわめて早期の発見ですよ。しかも、PET－CTによって転移がないことが確認されています。肺がんであれば、間違いなく手術が有効になります」

標準治療のがん治療におけるアルゴリズム（手順）は、「がん発覚」→「がんの固定部位からの浸潤（深く広がること）、または転移があるかないかの検査」→「いずれもなければ手術」→「再発にそなえた定期検診」という4段階で成り立っている。そうしたことは、Mも、直腸がん手術を前にしたY医師の説明で知るようになった。だが、まさか「手術によってがんかどうかを確かめる」という荒療治が、標準治療の世界にまかり通っているとは思わなかった。

【検体が採れるか採れないかは、外科医の腕しだい】　赤木純児

大きな手術であれば、前段で話したように、膀胱がなくなってしまうとか、胃が取られて食欲がなくなってしまうとかの弊害がともなう。けれども、肺の小さいがんを取るについては、さほどの弊害はない。だから、外科医も勧めるのだ。手術して、取って調べましょうと——。

いまは内視鏡カメラのスコープの先についた手術道具で身体に負担をかけずに手術できるので、どうしても手術を勧めることが多くなる。そうしたほうが、手っ取り早く確定診断を下せることも、理由のひとつだ。

ただし、気管支内視鏡検査で検体を採取するような場合は、組織がうまく採取できていれば「がんですよ」ときっぱり言える利点があっても、組織をうまく採れなかったり

すると、がんがあるのかないのかが曖昧《あいまい》になる。もっと言えば、がんなのかそうでないのか、どっちつかずになるわけだ。

言わせてもらうと、検体採取はテクニックの問題なので、うまい人がやれば、間違いなく採れる。

私が外科医としてさかんに手術をしていたころにも、内視鏡手術や腹腔鏡手術（腹部に開けた小さなから内視鏡のスコープを挿入、その先端から出た鉗子で患部を切除）が出てきていた。これらを使うのとメスで切るのとでは、だいぶ違う。メスにくらべて身体を傷つける度合いは軽く、合併症を起こす可能性は低く、術後の回復も早い。それ以前は、10㎝も切っていたものだ。これは、術後にきつい痛みが残るし、見た目の悪い傷も残る。

私の内視鏡や腹腔鏡をあやつる腕前は、どうだったかって？　まあ……ゴッドハンドだった、とでも言っておこうか。

ところで――、Mにとって受け入れがたいのは、がんの疑いだけで肺の手術を強行することではなく、肺の手術そのものだった。

10ケ月前の直腸がんの手術によって、Ｍは、身をもって学んだのである。がんは手術では取り切れないということを。その学習効果は、幸か不幸か、「たとえ早期のがんであっても手術で根治するとは思えない」という身構えを、Ｍのなかにつくりあげてしまっていた。

とはいえ、手術をしない決意を固めたＭとしても、外科医の所見は大いに気になるところだった。せっかくの機会だから、肺がん手術の専門医からセカンドオピニオンを受けておくのも悪くない。そう思い、ここはおとなしくS医師の指示に従うことにした。

呼吸器外科への連携に関して、S医師が示した手順は、以下のようなものだった。６月12日ＰＭ８：00、Ｍの自宅にS医師より電話が入り、呼吸器外科の診察日と時刻が知らされる。その日時に問題がなければ、翌13日、Ｍから呼吸器外科に電話を入れ、あらためて診察の日時の確認を取る――。

自宅に届けられた水素ガス吸入器

6月6日AM11：00。『ヘリックスジャパン』と打ち合わせた時間きっかりに、Mの自宅の玄関チャイムが鳴った。Mが玄関を開けると、外玄関の向こうに30がらみの男が立って、快活な笑顔を浮かべていた。頑丈そうな体軀をブルーのスーツに包んだ男のかたわらには、ひと抱えのダンボールを載せた台車が置かれている。

Mの自宅のLDKに運び込まれたダンボールから現れ出たのは、その形と大きさが小型冷蔵庫を思わせる水素ガス吸入器だった。

製品名は、「ハイセルベーターPF72」。免疫療法の病院や水素ガスサロンに置かれる「ハイセルベーターET100」の水素ガス排出量が1分間に1200㎖であるのにたいし、家庭用の「PF72」では1分間に850㎖。業務用にくらべて威力が劣ることが気にならないでもなかったが、のちに、その点を赤木医師に訊ねたところ、「850㎖なら、申し分のない効果が得られます」とのお答えだった。

【思い出される、水素ガス吸入器との運命的な出合い】

赤木純児

私のクリニックで使っている水素ガス吸入器は、１分間に１２００㎖もの高濃度水素ガスを発生する。いわゆる家庭用にくらべて、およそ１・４倍の威力がある。

じつは、そんなことを自慢したいのではない。ここで話しておきたいのは、私と水素ガスの「運命的な」出合いについてである。

２０１６年１月のこと。当時、私が院長を務めていた「玉名地域保健医療センター」に、68歳になる乳がんの女性が来院された。乳がんといっても、すでに進行の度合いがはなはだしく、肝臓、脊髄《せきずい》から首のリンパ節にまで転移して右あごの下が大きく腫れあがっていた。それは、見た目にも「これでは、退院はできないだろう」と思わせるほどの、尋常ならぬ状態だった。

その女性は、標準治療のガイドラインに沿って、あらゆる抗がん剤を使い切り、担当医に「このうえ、できることは何もありません」と告げられたあげく、私のクリニックを訪れたしだい。言うなれば、典型的な「がん難民」である。

がん難民を受け入れるのはいつものことだが、彼女のようながんの状態は、いつもの免疫療法が通用する次元を超えていた。だが、そこで私は思いついたのである。どのみち何もできないならば、いっそのこと、あれを使ってみるか――。

「あれ」とは、当院の免疫療法では使われることのなかった「水素ガス吸入器」。小型の冷蔵庫大なので場所を取るものではないが、当院にはまったく場違いのシロモノだった。それもそのはず、『ヘリックスジャパン』という会社の当時の社長が、私のことを聞き知り、こちらが頼みもしないのに東京から熊本まで、ひと抱えの機械をクルマで運んで来たのだから。

そうして、社長は、「水素ガスはがんに効くんです。とにかく置いていくから、使ってみてください」と豪快な売り込みをして帰って行ったのである。それが、がん難民となった女性が私のクリニックに初来院した、ほんの数日前のことだった。

はたして――、イチかバチかで乳がんの女性に水素ガス吸入を実施してみたところ、開始から2週間後、女性の右あごの下にできたコブのような腫れが、きれいになくなっていた。さらに驚いたことには、乳がんの腫瘍マーカー「CA15-3」の数値が、基準値31・1にたいし1630にもはね上がっていたものが、1カ月で500もストンと落ちたのである。

いまでこそ水素ガス吸入は「赤木メソッド」の土台になっており、がん治療における水素ガスの効果を私に確信させるまでになっているが、水素ガスの吸入だけでがんの末期的症状を解消した例は、あれが最初で最後ではなかったか——。

もし、『ヘリックスジャパン』の社長が、頼まれもしないのに私のクリニックに「水素ガス吸入器」を運び込んでいなかったとしたら、はじめて使用した「水素ガス吸入器」が、がん治療への驚くべき効果を表していなかったとしたら、現在の「赤木メソッド」はこの世になかっただろう。

逆に言えば、ふたつの出来事がたまたま重なったからこそ、水素ガスを土台にした「赤木メソッド」は成立し得たのである。

Mの自宅に単身でやって来た『ヘリックスジャパン』の営業マンは、ダンボールから取り出した水素ガス吸入器を、その上部に付いたハンドルを握って持ち上げ、あらためて台車の上に置きなおした。この台車に載せられているおかげで、かなりの重量がある吸入器を、電気コードが届く範囲ならばどこへでも移動させられる。

明朗快活な営業マンは、Mの家に運び入れた製品の使用法およびメンテナンスの要領を説明し、製品レンタルの契約を書面で交わして、意気揚々と帰って行った。契約の内容は、6カ月で30万6000円のレンタル。更新は6ケ月毎《ごと》だが、水素ガス吸入器は稼働1000時間を超えると自動的に機能停止する。その時点で、契約更新の時期にかかわらず無料で交換されるわけだ。

あらためて説明すると、水素ガス吸入器とは、水を電気分解して水素と酸素を取り出し、水素ガス66・66%と酸素ガス33・33%を発生させて、その混合ガスを吸収させる装置である。

水素ガス供給の仕組みを、ごく簡単に説明すると――、「ハイセルベーター」の突起型ガス供給口を差し込まれた延長チューブにカニューレ（鼻チューブ）をリンクさせることによって、「ハイセルベーター」のなかで作られた水素ガスが、鼻の穴を通して人の体内に浸透していくわけだ。

最初のうちは、水素ガスが鼻を通っていく感触があまりに弱々しいため、本当に水素ガスが送られているのかと心配になるが、そのもどかしさにはじきに慣れる。

このように聞かされると、水素ガス吸入器を自宅に置くことによって、それまでの生活が一変してしまうように思えるかもしれないが、そんなことはない。Ｍの生活スタイルは、水素ガス吸入器をレンタルするビフォーとアフターで、何ら変わるところがなかった。

水素ガスを吸引しながらリビングのソファにもたれてのテレビ観賞、読書、ＰＣ作業（現に、やっている最中）、居眠りはもちろんのこと、室内で吸入器を載せた台車を移動させれば、吸入器の電気コードに延長チューブ、カニューレを足した長さが許す範囲において、水素ガス免疫療法を継続したままキッチンに立って料理の下ごしらえをする（水素ガスを火に近づけてはならないので、下ごしらえまで）、冷蔵庫を開けてジンのライムソーダを作る、愛犬のためにトッピングを凝らした（ドッグフードの上に刻んだ蒸し鶏や粉状にした茹で栗を載せる）エサをこしらえる、医者に処方された薬が入った袋を高い棚から取る、柱を背にヒンズースクワットをする、といったアクティブなルーテインをこなすことも普段通りにできてしまう。

すなわち、それまで12畳のＬＤＫ内でおこなってきた通常の活動すべてが、水素ガス免疫療法を「やりながら」できるというわけだ。

ついでに言っておくと、ＬＤＫの外でおこなうトイレ、風呂、寝室での睡眠、そしてＭが老後に見出した趣味のブルースピアノ演奏、といったものは「やりながら」の許容範囲外となる。なぜなら、それらをおこなうスペースにコンセントが備わってはいても、それらには「ハイセルベーター」の電源に必須のアース処理がなされていないからだ（10ｍの延長コードを使う手もあるが、それは予想外の事故を生みかねない）。

「許容範囲外」の問題はさておき、かなりの行数を割いて説明させていただいたとおり、水素ガス免疫療法が日常生活のさまたげになることはまったくない。さればこそ、「水素ガス免疫療法を1日4時間」という、Ｍが最初に立てた目標が、長時間外出する日は別として、これを書いている今現在まで、絶やされることなくクリアされ続けてきたのである。

６月12日。夕食の２時間後に、ＭはＳ医師からの電話を受け取り、「肺の手術」に関する呼吸器外科の診察が、16日ＡＭ11：00に決まったことを告げられた。かねてＳ医師に指示されていたとおり、Ｍは翌13日に大学病院の呼吸器外科に連絡を入れ、診察の日時をあらためて確認した。

「怪しい影」が突然に消えた

６月16日ＡＭ10：40。例によって、Ｍは、アプリで予約したタクシーを都内大学病院の表玄関前に乗り付けた。玄関を入り、１階中央受付左手の廊下にずらりと並んだ自動再来受付機に診察券を挿入、機械からカタカタ出てきた受付票を抜き取った。

その書類の文面を見て、Ｍの口からひとりでに声が漏れた。

「あれ、おかしいな」

午前11時30分よりＣＴ検査が入っています。放射線受付で受付をしてください。

書面には、そう書かれていたのだ。

「おいおい、11時から呼吸器外科で診察じゃないのかよ」

ふたたび声に出して、受付機近くの階段に向かった。放射線受付ならば、この大学病院でもおなじみになっている。地下1階への階段を降りると、すぐに廊下を右折した。そこから続く長い廊下をまっすぐに進んだ突き当たりの手前左手に、放射線受付はある。

受付に達したMは、窓口のスタッフに受付票を渡すなり、

「11時30分からCT検査と書いてありますけどね、これ何かの間違いじゃないですか。私、11時から呼吸器外科で診察を受けるように指示されているんですから」

いきなり詰め寄られた受付の女性スタッフは、眉をひそめつつ、

「ちょっと、お待ちください」

そう言って受付のブースから飛び出し、Mがまっすぐに歩いて来た廊下の突き当たりを右手に折れて姿を消した。

「まったく、どういうことだ」

Mは、またもや独り言を吐いた。ほどなく戻って来た女性スタッフは、手にした受付票をMに返しながら、

「呼吸器外科のG先生からの指示です。これを持って第４CT室のほうに行ってください」

６月13日に診察日時の確認をした電話の相手は、呼吸器外科の事務員だったので、Mは、いまこのときに、Gという外科医が担当であることをはじめて知った。ともあれ、誰であるにせよ、呼吸器外科の担当医が指示したのならば、おとなしく従うしかない。

本日は午前11時からの診察だけなので、家に帰ったら妻と昼メシを食べるつもりだった。大手華道会の理事にして華道教室の主宰者である妻も、本日は夕方まで仕事がない。

第４CT室は、いまMが立っている廊下を引き返した、その突き当たりにある。Mは、もやもやした心持ちのまま長い廊下を逆戻りした。CT室の入口前の廊下に置かれた２脚のベンチには、車椅子の老人、幼い女の子を連れた若い婦人のほか３人が座っていた。

「妻と昼メシを食べる」どころか、昼メシ抜きになりそうなあんばいだった。それにしても、ここへきて抜き打ちのCT検査とは、G医師とやらは、いったい何のつもりなの

だろうか。

Mは、デイバッグからアイフォンを取り出して、妻のアイフォンにショートメールを送った。


11時から診察のはずが、どういう訳か、いきなりCT検査を入れられた。昼ごはんに帰れそうにないので、先に食べていてください。


AM12：50。大学病院呼吸器外科の診察室でMを迎えたG医師は、メガネをかけて柔らかな空気をまとった、どこにでもいそうな顔の人物だった。

G医師に向かって下げた頭をもたげた瞬間、Mの目にとまったのは、医師のデスクに置かれたPCの画面だった。例の、左右が反対になって映し出された両肺のモノクロ画像。すわち、Mの両肺をCTで撮影した画像である。E医師の前に座ったMは、画像に見入ったまま眉をひそめた。

おかしい……右肺の下部にあった、あの白い影が見当たらない。

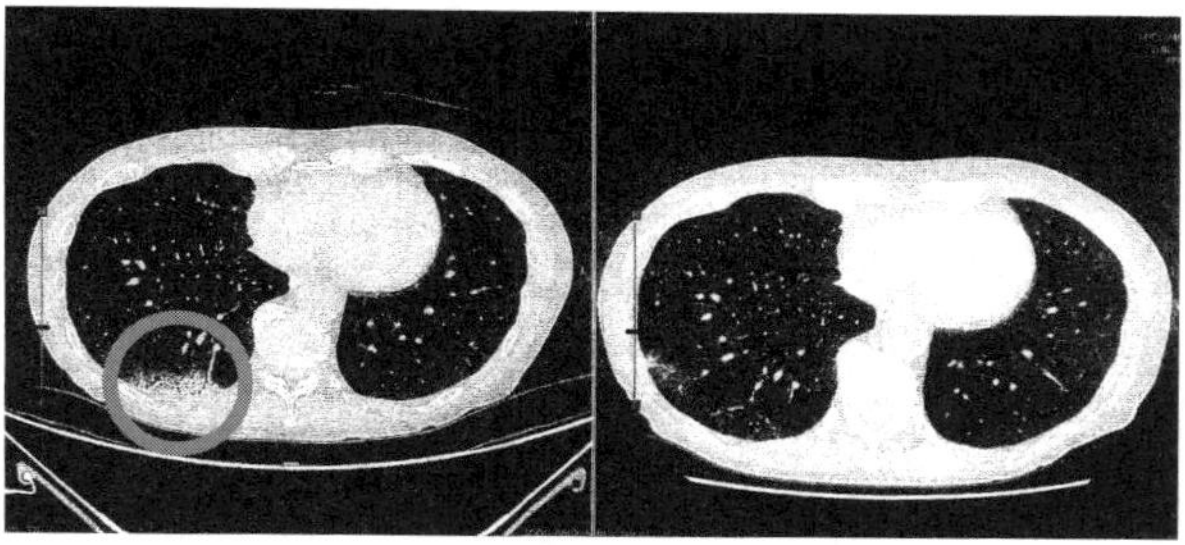
CT検査で、M氏の肺に映った結節影（左）が、術前の検査ではきれいになくなっていた（右）。

　Ｇ医師は、Ｍの目を追うようにしてＰＣ画面を振り返り、その顔をもとに戻して言った。

「ごらんのとおり、消えているんですよ。影が」

　なかばあきれたふうに、肩をゆすって見せた。

「ええ、そうですね。確かに、消えていますね」

　Ｍとしては、狐につままれたような心地に包まれるばかりで、とても喜びの感情には届かない。

「本日は予定にないＣＴ検査を受けさせてしまって、申し訳ありませんでした。いやね……」

　と、いったん言葉を切り、Ｇ医師は、腕組みをして首を横に傾けた。

「どうもおかしい、というか、何か釈然としない、という勘が働きましてね。それで、今日になって、急きょ、診察の前にＣＴ検査を受けていただくことにしたんです」

「どうもおかしい、とおっしゃいますと」

右肺の白い影が消えた、という目の前の事実にたいして、Mは、まだまだ半信半疑だった。

「ひとつは、影の輪郭がぼやけていたことです。がんの影は、輪郭がはっきりしているものです」

この見立ては、総合病院呼吸器内科の年配医師が、4カ月前におこなった見立てと同じだった。一瞬、Mの胸に「堂々めぐり」への憤懣《ふんまん》が込み上げた。

「それと、もうひとつは、2月15日に総合病院でCT撮影した影と4月19日にこちらでCT撮影した影とでは、微妙に位置がずれていたことです。がんならば、ぬるぬる動いたりはしませんので。それで、今日の診察の直前になって、あらためてCT検査を受けていただくことを思いついたわけです」

G医師は、両肩を上下させて、ひと息ついた。

「で、結果はごらんのとおり。影は消えておりました。ですから、さきほど外科部長とも相談したんですが、手術はなしです」

「では、先生の診断は、どういったものに……」

そう問いながら、Mは、続く言葉を呑《の》んだ。あるひらめきが、それこそ一筋の光のようにMの胸をよぎったのである。

「あの影ががんならば、寛解、分かりやすく言えば、消失です。しかし、がんではなかったという判断のほうが、事実に近いかもしれない。外科部長も、同じような見解でした」

1月18日に発見され、4カ月後の検査でも右肺の下部にあり、まったく小さくなっていないことが確認された白い影が、忽然《こつぜん》と姿を消した——。その珍事がもたらされた理由について、思い当たるところを見出せない様子のG医師にたいし、Mには、明らかに思い当たるところがあった。

水素ガス免疫療法を始めた6月6日から本日の診察までは、ちょうど10日間。すなわち、「4時間×10日間の水素ガス吸入」、それ以外に「白い影」が消え去った理由は考えられなかった。

鼻から吸い込まれた水素ガスは、全身にいき渡る前に、まず肺に強い影響をおよぼす――、そういった明らかな道理も手伝って、Mは、水素ガス吸入が肺の結節影を消し去ったのだと信じることに、ほとんど抵抗を覚えなかった。

だが、Mは、G医師にたいしては、水素ガスの件は話さないでおくことにした。なにせ、相手は、標準治療の医師だ。免疫療法の味方であるはずがない。打ち明ける必要のないことを打ち明けて、笑い飛ばされたり冷ややかな態度を取られたりすれば、せっかくの「水素ガスへの感謝」が台無しになるというものだった。

第4章

「再発予防」は標準治療の管轄外

2023年6月26日PM2：00。Mは、都内大学病院の呼吸器内科にて、最終的総括と言うべき診察を受けた。担当のS医師は、いかにも実務的な態度で「右肺下部の影が消えたことで、治療の必要がなくなりました」と口上を述べ、肺の状態の経過観察をどうするかについて言及した。Mは、それについては昨年4月の直腸がんの手術以来、「掛かりつけ医」の関係になっている総合病院にまかせたい、といった旨の返答をした。

相手は、こくりとうなずいて、

「では、直腸の管理のほうも、そちらにおまかせしていいですね」

この言葉が、大学病院側としての、Mにたいする医療行為終了を意味するアイサツとなった。

かくして、Mは、「肺がんの疑い」に関して「無罪放免」となったわけだが、そのような展開になったのは、肺の影が突然に消えるという「神風が吹いた」からだ。Mよりもひと回り上の戦中派が好んで使う表現だが、その「神風」が吹かなければ、Mは必要もなく肺を切られていた。それすなわち、「疑わしきは罰せず」をモットーとする司法の世界でいえば、「エン罪事件」に該当することになる。

だが――、医学の世界におけるモットーは、その逆であっていいはずだ。いまでこそ、Mはこう感じている。Mにまつわる「肺がんの疑い」を追求してやまなかったS医師は、まさしく「疑わしきを罰する」スタンスに立っていた。そのスタンスこそ、医師たちのあるべき姿なのではないかと――。

新たな味方、「ハイパーサーミア」

かくして――、「右肺下部の白い影」は、正体不明のまま消え失せてしまった。あれががんだったのか、がんではなかったのか。それは分からずじまいに終わったにしても、Mにとっては、大きな収穫がふたつあった。ひとつは、「がんであるか否かを確かめるために」胸を切られる事態を回避できたこと。もうひとつは、がんの「遠隔転移」という絶望的状況への不安が消し去られたことである。とくに、後者がMの心にもたらしたプラス効果の大きさには、計り知れないものがあった。

不安という「心の悪性腫瘍」は、どんなに切れるメスを使っても、どんなに多くのカネを使っても消し去れるものではない。Mに分かっていたのは、それを消し去ってくれたのが、ほかならぬ水素ガスであったということだ。

しかしながら、「肺がんの疑い」から「遠隔転移の疑い」までが晴らされたとはいえ、Mが、がん再発の危険にさらされていることに変わりはなかった。直腸がんの手術後、「検体にリンパ節への転移」が発見されたという事実は、いかなる方法によっても消すことはできないのだから。

そんな、がん再発との闘いを続けていかなければならない状況において、Mは、水素ガス免疫療法という、じつに頼もしい武器を手に入れることができていた。だが、それだけでは足りなかった。いったん体に巣食ったがんには、それこそ魔物めいたしつこさがあるのだ。

第二の再発予防策を求めるMが、SNSを検索していて最初に目を止めたのは「**6種混合免疫療法**」というものだった。がんと闘う6種の免疫細胞を採血によって人体から取り出し、200倍ほどに培養して活性化したうえで体内に戻すという療法で、その断新な発想が、Ｍに「これならイケそうだ」という印象を焼きつけた。さらに肝心なのは、この療法を推進する『同仁がん免疫研究所』（提携する各医療機関から送られた血液にふくまれる６種免疫を培養して、医療機関に返送）のＷｅｂサイトに、６種混合免疫療法は「再発予防の選択肢としても最適」と謳《うた》われていたことだった。

だが――、Ｍにとっての６種混合免疫療法は、強烈な印象と心ひかれる謳い文句だけに終わった。理由は簡単で、６種混合免疫療法のサイトに紹介された「費用」（保険適用外）にたいする「実績」（腫瘍の進行抑制率）が、まったく割に合わないものに思えたのである。

「費用」は、最低で１６６万円。たいする「実績」は、腫瘍が「大きく減少」＋「減少」が16％で、「変化なし」＋「少し大きくなった」＋「大きくなった」が74％。つまり、年金１年分の金額を費やして、期待できるプラスの効果は確率16％。そのような「買い物」を、いったいどんな人がトクだと感じるだろうか――。

といっても、「６種混合免疫療法」の探索のあとに何も残らなかったわけではない。

それどころか、『同仁がん免疫研究所』のサイトを検索する過程で、思わぬ拾い物があった。それは、同研究所と提携する医療機関のなかに、6種混合免疫療法のほか「ハイパーサーミア（温熱療法）」をおこなうクリニックを見つけることができたことだ。Mの自宅からの交通の便も悪くない、東京メトロ有楽町線の銀座一丁目駅からほど近いZクリニックである。

ハイパーサーミアについては、Mは、『ワニ・プラス』の佐藤社長から渡された新刊本『がん治療の「免疫革命」』を読んだことで、すでに知識を仕入れていた。著者の赤木純児医師は、この療法を熱心に推奨しており、ハイパーサーミアは電磁波の熱によって特異的にがんを殺し、さらには血流をうながすことで免疫細胞を活性化させる二重の効果があると解説していた。

【がん治療と血流促進の関係】

赤木純児

がんと闘う免疫には7つのステップがあることは、すでに第1章でお話しさせていただいた。

この段でとくに関係してくるのは、そのうちの④と⑤である。④では、司令塔の樹状細胞によって抗原（がん細胞）についての情報を伝えられたキラーT細胞が、体内の抗原を探し当てるべく、パトロールを開始する。そして、⑤のステップで、キラーT細胞ががんを退治するためにがん組織のなかに浸潤《しんじゅん》していく。浸潤とは、しみ込んで広がっていくことだ。大胆にも敵地に侵攻していくわけだが、元気な状態のキラーT細胞は、このように勇敢で頼もしい。

ところで、この④と⑤のステップで重要な要素、あるいは条件になるのが、血流である。キラーT細胞は血液によって全身に運ばれていくので、血流がよければ滞りなく全身にゆき渡る。だが、血流が悪ければ、その運送が渋滞気味になり、ややもすると、キラーT細胞ががん組織まで届かない、という事態に至る。

そこで必要になってくるのは、血流の促進だ。そのための手段として免疫療法に取り入れられているのが、ハイパーサーミアの名で広く通っている温熱療法である。血流を促進させる方法のひとつは、体温を上げることだ。ハイパーサーミアは、８メガヘルツの電磁波で体内の温度を42～43度に上げることで血流を促進する。そうして、キラーT細胞を、勢いを得た血の流れに乗せていくわけだ。

血流を上げるには、もっと簡単な方法もある。それは、ふくらはぎをマッサージすることだ。ふくらはぎは「第二の心臓」と言われ、血液を下から上に押し上げるポンプの役割を果たす。だが、加齢や運動不足によって筋肉が弱ったふくらはぎには、血液を心臓に押し上げる役割が満足に果たせない。そこで、マッサージによって、ふくらはぎが持つポンプの働きをサポートしてやるのだ。それについては、ふくらはぎ用の電動マッサージ機を使うと、人間の手の平よりも大きな効果が得られる。

ちなみに、ハイパーサーミアには、その熱によってがん細胞を特異的に殺す、という能力もある。先述したが、がん細胞は、酸素や栄養分を得るために独自に血管をつくり出す。この「新生血管」と呼ばれるものは、そもそも突貫工事なためにつくりが粗雑でもろい。したがって、ハイパーサーミアによって42～43度になった体内の熱に耐えられない。

もう少し突っ込んで説明すると――、正常な細胞は、体温が上がれば血管を拡張させて、血流を増やすことで熱を逃がすことができる。だが、新生血管にはその仕組みがないため、体内に送り込まれた電磁波が生み出す熱によって、ひとたまりもなく崩壊していくわけだ。

このすぐれた療法は、「赤木メソッド」の原型が生まれるとともにメソッドに取り入れられている。治療は、1回に40分。その際、副産物として、ヒートショックプロテインという、痛んだ細胞を修復するタンパク質も出てくる。このタンパク質は、一度量産されると1週間は体内に残る。よって、ハイパーサーミアは1週間に一度やればよい、ということになる。

Mは、これは何かの縁だと思った。学生時代（ずいぶん昔のことになるが）、ユング心理学のファンだったMは、「シンクロニシティ」という、ユングが提唱した心理学理論のことを思い出した。偶然の一致に意味を見出し、因果関係のないふたつの物事に共時性（目に見えないつながり）を感じ取ることをいう。ユングのシンクロニシティ理論をモチーフにした戦争ミステリー小説『鷲は舞い降りた』（ジャック・ヒギンズ原作）の映画版では、「パーティで美女にウインクされたら、それに抵抗できる男はいない」というセリフによって、シンクロニシティを「偶然の出来事に運命的な縁を感じることへの誘惑」と解釈していた。

Mは、「何かの縁」に誘われるようにして、ハイパーサーミアを選択することに決めた。そもそも、「肺への転移の疑い」に悩まされているときに佐藤氏と一献を傾け、その場で水素ガス免疫療法のことが書かれた本を渡されたことからして、シンクロニシティと思いたければシンクロニシティなのである。

ハイパーサーミアは、銀座のZクリニックのWebサイトによれば、料金のほうも、まったくの許容範囲内。1回30分の受療で6600円と、保健適用外としてはリーゾナブルだった。

７月14日ＰＭ３：00。銀座一丁目のＺクリニックにて、Ｍは、ハイパーサーミアを受療するための初診として、Ｅ院長のセカンドオピニオンを受けた。ここから、水素ガス吸入に次いであらたな免疫療法が始められるわけだ。といっても、好きなときに日焼けサロンに出かけるような気分で、回数も日時もＭの都合で決めればいいのだから、まったく負担にならない。

Ｅ院長は、赤木純児医師と同じ九州出身の元がん専門外科医で、赤木医師と同じく、手術後の再発に悩み抜いたすえに免疫医療の医師へと転身したのだという。そうした背景があるおかげなのか、Ｍよりはふた回りも若そうなＥ院長は、「再発への不安」を口にするＭに真剣なまなざしを向けて、何度も深くうなずいた。

「放射される電磁波は、かなり熱いそうですが」

Ｍは、すでに固めている覚悟を、あらためて固めなおすつもりで訊ねた。

「熱いです。うちのは、電磁波のなかのマイクロ波ですが。周波数の違いによる分類なんですけどね」

技術解説を受けるのが苦手なＭは、周波数の話題を冗談でかわすことにした。

「マイクロ波だと、電子レンジで調理されるようなものですかね」

「うーん。みなさんそう言うんですが、ちょっと違うんですよね」

相手も、冗談気味に返して、ややこしい技術解説の回避につき合ってくれた。

当クリニックのセカンドオピニオン（初診）の診察料は、2万2000円。Mがのちに知ったことだが、この値段が（免疫療法の）セカンドオピニオンの相場になっているようだ。


ハイパーサーミアの受療は翌月から始めるつもりだったが、地球温暖化に拍車がかかって猛暑日が続くさなか、そのうえに熱い思いをさせられるのはタマランと、さすがに8月の受療は避けた。

2023年9月7日PM3：00。猛暑が居座り続けるなか、Mにとってはじめてのハイパーサーミアが開始された。

クリニック内の一室にて、ベッドの端に腰かけて、すぐ前に置かれた箱型の加温装置から発せられるマイクロ波を腹に浴びる。最初の数分は、持参した文庫本を読んでいる余裕があっても、３～４分を超えると、腹のなかが炙《あぶ》られるような熱さに身もだえが始まった。Ｅ院長が、あらかじめ因果をふくめた、「逃げたくなったら、一瞬、逃げていいですよ」という言葉がありありと実感された。

15分が過ぎると、前半が終了。後半の15分は、加温装置に背を向けてベッドに横たわる。マイクロ波を放射されるのが硬い腰なので腹よりも楽だろうと思えたが、５～６分を過ぎると、腰の皮が焼けて剝《は》がれるかのような責め苦に耐えきれなくなり、手にした文庫本を放り投げることになった。おかげで、温熱療法の間、動物学者コンラート・ローレンツの永遠の名著『人イヌにあう』を読めたのは、２ページだけだった。

腹部と腰に照準を当てるのは直腸がんの「再発予防」に向けた療法を意味し、15分＋15分の臓器１点を対象にした療法で６６００円。それが、当クリニックにおけるハイパーサーミアの料金システムなのだが、ほかのクリニックのことまでは分からない。

術後1年目の再発警戒

かくして、がんの「再発予防」としてMが始めた免疫療法は、水素ガス吸入療法とハイパーサーミアの両輪になった。そのいっぽう、同年同月、都内総合病院では、Mへの徹底的ながん検診が再開された。直腸がんの術後1年目における「再発への警戒」を踏まえての短期集中型のがん検診である。

7月19日ＰＭ１：00。都内総合病院消化器外科の診察室にて、午前におこなわれた腫瘍マーカー検査の結果報告をふくめて、Mは、担当医からがん検診の本格的再開についての説明を受けた。

「直腸がんの再発は、術後1年から1年半後に多く起こります。Mさんの場合、術後の検体にリンパ節への転移が見つかっていますので、目に見えない小さながんが体内に残っている可能性があります。ですから、この時期、なおさら再発への警戒を強めなくてはなりません。今日の検査から年末にかけて、ほぼひと月ごとに再発予防の検査が実施されることになりますので、よろしくお願いいたします」

この説明をおこなった担当医は、Ｍの執刀医Ｙではなく、実家の事情で当総合病院を去ったＹ医師を引き継いだ（Ｙ医師よりもひと回りは若いとおぼしき）Ｋ医師に代わっていた。

ところで――、Ｍは、そのＫ医師の説明のなかで使われた「再発予防」という言葉に何かしらの違和感を覚えた。

診察を終え、病院正面の薬局で薬をもらい、院内の自動精算機で清算をすませ、アプリでタクシーを呼んで、気候変動がもたらす炎熱の真っ盛りに帰宅すると、Ｍは、くだんの違和感の正体が何であるかに、はたと思い当たった。

ＣＴであれ腫瘍マーカーであれ大腸内視鏡であれ、それらの検査が可能ならしめるのは「がん再発の発見」であって、それらの精度が最高レベルに発揮されたとしても「再発がんの早期発見」が限界となる。

「がん再発の早期発見」は、たとえ浸潤《しんじゅん》も転移もない初期段階でなされたとしても、がんに先手を取られた発症の状態であることに変わりはない。「がん再発の早期発見」とは、あくまでも再発がんの早期検出であって、「再発予防」とは似て非なるものだろう。

つくづくそう思い、Mは、スマホを開いて「標準治療におけるがんの再発予防」に関連する記事を検索した。

『全がん協加盟施設』（全国のがん専門医療機関32施設が加盟するネットワーク）の調査とされる「大腸がんの再発予防」と題する記事には、こうあった。

『通常は手術後の3年間は3〜6ケ月に1度の頻度で腫瘍マーカー検査やCT検査を実施し、その後2年間は6〜12ケ月に1度の頻度で検査を実施します』

どうやら、標準治療の世界では、定期的ながん検診を「再発予防」と見なすことが常識になっているらしい。そのようなことを、Mは、このときにはじめて知った。

さらに読み進めると、記事はこう続いていた。

『ステージⅢの場合、手術後に再発予防として6ヶ月間の化学療法を実施することが推奨されています』

こちらの記述は、Ｍが直腸がん手術の１カ月後から受けた「術後補助化学療法」のことを述べたものだった。なるほど、この療法は純然たる「再発予防」には違いない。

だが、Ｍに関していえば、「ゼロックス療法」の名で呼ばれる術後の抗がん剤療法は、８クール６カ月間のところを、抗がん剤の副作用（免疫力の低下）を理由に２クール未満で終了してしまっていた。

それだけに、Ｍとしては、術後１年目に再開されるがん検診にたいする期待感が、より高くならざるをえなかった。がん再発の見通しについて、漠然とした「再発の危険あり」で据え置かれたままになっているＭとしては、再発についての明確な指標がほしかった。あらたな再発予防の策を講じるためにも、それが必要だった。

すでに、Ｍは、免疫療法に「再発予防」の活路を開いていたのだが、だからといってがん再発の不安が去ってくれたわけではない。がんという人類にとっての比類なき強敵が、水素ガスと電磁波だけで撃退できるはずはないのだから。

そうなると、大いに気になってくるのは、標準治療で実施されるがん検査の精度だった。

標準治療におけるがん検査は、代表的なものを挙げると、以下の４種になる――。**ＭＲＩ検査**、**ＣＴ検査**による内部画像撮影、カメラを体内に入れて腫瘍を視認し、病変の組織を採取して調べる**内視鏡検査**、採血によって体内のがんの量を測定する**腫瘍マーカー検査**。

このうち、最も長い時間を要するＭＲＩは、Ｍの知るところでは、ごくまれにしか実施されない。

腫瘍マーカーの数値に異常あり

Ｙ医師に代わったＫ医師に説明されたとおり、２０２３年の7月から12月にかけて、Ｍは、さながら実験動物のように検査に次ぐ検査の連続に見舞われた。

7月19日　ＡＭ11：00～採血による腫瘍マーカー検査。

PM１：00～検査結果についての担当医の診断。
8月21日　PM２：00～採血による腫瘍マーカー検査。
PM３：30～CT検査。
8月25日　PM３：00～大腸内視鏡検査。手術中にポリープを切除したため、１泊入院。
9月6日　AM11：00～21日と25日の検査結果についての担当医の診断。
10月10日　PM２：30～大腸内視鏡検査。手術中にポリープを手術したため、１泊入院。
翌朝AM９：00～検査結果についての担当医の診断。
11月22日　AM９：30～腫瘍マーカー検査。
AM11：50～検査結果についての診断。
12月6日　PM２：45～腫瘍マーカー検査。
PM３：15～CT検査。
12月13日　AM０：00～6日の検査結果についての診断。

この5カ月間で、66歳（当時）のMは、標準治療が実施しうるすべてのがん検査を5

年分は受けた見当になる。その表現が正確かどうかはともかく、気分はそんな感じだった。

はたして――、これらの検査の結果は、11月22日の検査を例外として、すべて「異常なし」だった。

それらの「異常なし」が、掛け値なしに「再発も転移もしていない」ことを保証しているのだと納得できたなら、おそらく、Mが『TOKYO免疫統合医療クリニック』にセカンドオピニオンを求めることはなかっただろう。

だが――、11月22日の診断にて。その日に実施された腫瘍マーカー検査の結果をめぐって、MとK医師の間に交わされた問答が、一点のネックとなった。「蟻の穴から堤も崩れる」ではないが、その「ひとつの穴」が、残るすべての検査結果の確度を疑わざるをえないような難点となったのである。

11月22日の腫瘍マーカーでは、検査結果の数値に問題が生じた。Mに直接関係する大腸がんの腫瘍マーカー「CEA」の数値は4・1。これは基準値が5以下なので、「異常なし」の範囲内だった。ところが、消化器系がんのほか膵《すい》がんや胆管がんなどの腫瘍マーカー「CA19-9」の数値は45・1と、基準値37を越えてしまっていた。

「うーん、45・1……。そうかぁ、確かに基準値を超えてはいますね」

PCの画面を見つめながらブツブツとつぶやく新担当医Kの横で、Mは固く腕組みをして座っていた。

「CA19-9は、大腸がんが対象ではありませんよね。すると、この数値に問題があるということは、他の臓器への転移の疑いあり、ということなのでしょうか……」

おそるおそるMが問うと、K医師は、診察椅子をくるりと回してMに向きなおり、

「マーカーの数値は、再発かどうかの決め手にはなりませんよ」

あっさりと言い切った。拍子抜けしたMが声を失っていると、K医師は、ふいに椅子の上でくだけた様子になり、

「45・1ね。まあ、これを放っておいても気持ち悪いから、またCTをやりましょうか」

「これから、すぐに?」

「いえいえ、年が明けてからでいいでしょう」

「CT検査ならば、このマーカーの数値が転移のせいかどうかがはっきりするんです

か」

K医師は、背もたれから背を起こし、デスクに置いた卓上カレンダーをひょいと指さした。

「このカレンダーの数字より100倍も小さな数字は、目に見えませんよね。それと同じで、小さながんはCTに映らないことがままあります」

Mは、うなずきもせず、ただ黙って、K医師のマスクをはめた顔を見ていた。

「2・6㎝の影」の正体が、なぜCTで特定できない？

この段で、Mの身近に起こった、あるケースの話を差しはさむことにしよう。ついては、少しばかり時間が前後することをお許しいただきたい。

Mの3歳下の友人（佐藤氏と同様の出版人）I氏は、2023年10月20日、会社が全額負担する脳ドックを受けたついでに、オプションで肺のCT検査を受けた。その3日後、「右肺中葉に26㎜程度の怪しい影あり」との通知が届いたことから、近隣の総合病院の呼吸器内科でＣＴ検査を受けたところ、以下のような診断を下された。

「影は肺の奥にあり、かつ小さいので、検体を採取しにくい。採取したつもりでも、見当違いの検体を採取する可能性が高い。３カ月程度待ち、病変が大きくなって、採取しやすくなってからあらためて生体検査をしたほうがいい」

この診断をこころもとなく感じたＩ氏は、「肺の影についての通知」を受け取った１週間後、別の大病院の呼吸器外科に「セカンドオピニオン」を求めた。当病院の外科部長は「検体は取りにくい」と最初の診断と同様の見解を述べたうえで、こう提案した。

「おそらくステージ１－ａのがんだと思うので、２週間後に再度ＣＴを撮りましょう。それで消えていなければがんの早期発見と判断し、さっそく手術に入りましょう。そうして切り取ってから、検体を調べてがんか否かを検査しましょう」

Ｉ氏はその提案に同意し、がんであることを前提に入院・手術の予約をした。その後のＣＴ検査で相変わらず影があることが分かり、11月29日に胸腔鏡手術を受け、12月６日に退院したのだという。

ちなみに、12月25日にＩ氏が受け取った診断書には、「生検の結果、ステージ１－ｂ

のがんであった」と説明されていたとのこと。

以上のせわしないプロセスからは、保険適用内のがん検診にまつわる限界がありありと伝わってくる。

I氏の胸にできた2・6㎝のがんは、「1㎝以上になれば、CTで発見できる」という赤木医師の言葉通り、CTで発見することができた。しかしながら、2・6㎝の影ががんと判断しきれずに「切り取って調べよう」ということになり、結局「がんと特定」するのに2カ月を費やした。つまり、CTは、2・6㎝のがんを発見することはできても、最後の最後まで「がんであると特定する」ことはできなかったわけだ。

「小さながんはCTに映らない」というK医師の言葉は、CT検査の限界として受け入れざるを得ないだろう。それにしても、2・6㎝のがんを発見できたはいいが（がんとは）特定はできない、ということならば、CT検査について、はたして「1㎝以上のがんに対しては役に立つ」と言っていいのだろうか。

気管支内視鏡検査にしても、同様である。「肺の奥にあって小さな検体は取りにくい」

とは、シロウトの耳には、いかにも頼りなく聞こえてしまう。思えば、「肺がんの疑い」をめぐってＭが受けさせられた気管支内視鏡検査も、結局のところ、検体を採取できたかどうかさえ分からなかったではないか——。

【がんには、典型的な形というものがある】

赤木純児

前段でも述べたことを、あえて、もう一度言おう。ＣＴが発見できるがんは１㎜以上とも５㎜以下とも言われるが、ＣＴが発見できる最小のがんは、だいたい１㎝ぐらいまでに育ったものである。

Ｉ氏のケースでは、ＣＴで２・６㎝の怪しい影を発見しておきながら、なかなかがんと特定できなかった。これは、なぜなのか？

がんには、典型的な形というものがある。私は、がんの顔と呼んでいるのだが、もっともよくあるタイプはトゲ状のもの。この顔をしていると、すぐにがんだと分かる。

だが、まん丸の形だと、良性の腫瘍である可能性も出てくる。そうすると、経過を見ましょうという話になる。つまり、それが大きくなるかどうかを見るわけだ。大きくなってきたら、「これはがんの可能性が高い」と判断されるのだが、その段階で手遅れになってしまっていることが多い。だから、早めに切り取って調べましょう、という話になる。

切り取って、顕微鏡で見る。それが最終診断になるので、どうしてもそれをやりたがる。当たり前のことだが、彼ら外科医も、できるだけ早く、「がんでなくてよかったですね」と患者に言ってやりたいのだ。

ともあれ、日本の手術には高度な技術があるので、臓器を取らずにがんだけを切ればすむ段階なら、切り取って調べるやり方に安心して身をゆだねていいと思う。

11月22日に実施された腫瘍マーカーCA19-9検査で、標準値を超える数値が示された。その8日後、マーカーの数値に関する懸念が頭から離れなかったMは、ともかく何かはしておきたいという思いで、およそ1カ月ぶりに銀座一丁目のZクリニックに足を向けた。

11月30日ＰＭ２：45。温熱装置の置かれた一室に案内されたＭは、マイクロ波の照射が開始される前に、先の腫瘍マーカー検査でＣＡ19－９の数値に問題が生じたことをＥ院長に伝えた。

Ｅ院長は、太い眉をしかめることで、大きなマスクで半分を覆われた顔に深刻な表情を描き出した。

「45・１だと、再発の可能性がありますね」

と、Ｋ医師とは異なる見解を述べて、

「だがＣＡ19－９の数値なので、大腸との関連は薄い。その後、肺のほうはどうなりましたか」

ＣＴ検査によって発見された「肺の影」が、水素ガス吸入療法によって消えうせたという経緯を、Ｍは、前回（９月７日）の受療の際にＥ院長に伝えていた。かつて外科医だったＥ院長も、いまは「免疫療法の人」なので、水素ガスについて話すことに遠慮はいらなかった。

「肺の影なら、６月に寛解して以来、消えたままになっていますが」

Ｅ院長は、アゴに手を当てて宙をにらんだ。紺色のスクラブの広い半袖から突き出た肘が、意外にたくましかった。

「肝臓かリンパか……いや、肺の影ががんだったとすれば、消えたあとにがんが残ったのかもしれない」

結局のところ、今回は肺に狙いを定めて放射してみようということになった。

ベッドの端に座った状態だと、肺にマイクロ波を当てるには温熱装置の高さが足りない。よって、前半15分は温熱装置に胸を向けるかたちでベッドに横向きに寝て、後半15分は背中を向けるかたちで横向きに寝た。腹でも背中でも、マイクロ波の熱さに容赦はない。前回と同様に持参した文庫本は、またしてもムダになった。

ノーベル文学賞の受賞作となった、旧ソ連の女性兵士たちの証言集『戦争は女の顔をしていない』は、マイクロ波照射の間、読みかけのページに人差し指をはさまれて固く閉じられたままだった。

銀座のZクリニックで温熱療法（ハイパーサーミア）を受けた6日後、都内総合病院にて、Mは腫瘍マーカー検査とCT検査を受検した。温熱療法の効果を信じたいMとしては、腫瘍マーカーCA19－9の数値が改善されることを胸が波立つような思いで願った。

12月13日AM10：00。1週間前の6日に実施された検査の結果報告が、Mにたいしてなされた。これが、「直腸がんの術後1年の再発警戒」を踏まえた集中的な検査における、最終的な結果報告となった。

その診断の場で、K医師からMに渡された結果報告書には、腫瘍マーカーの数値が以下のとおりに記載されていた。

CEA［4・0］［基準値0～5］
CA19－9［32・1］［基準値0～37］

「CA19－9」の数値が、11月22日の診断において示された危険値（標準値を超えた数値）の「45・1」から平常値の「32・1」に、はっきりと改善されていた。

この数値を目にしたせつな、Mは、心がすっと静まるのを覚えた。心の波立ちがおさまり、おだやかに凪《な》いだのが、あたかも肉体の感覚のようにはっきりと意識された。

だが、K医師は、その改善について何も言及しなかった。ここでも、「マーカーの数値は再発の決め手にはならない」という考えをつらぬくつもりのようだった。そのK医師は、マーカーの数値に無関心を示した代わりに、

「CT検査の精度のことを気にされていたようですから」

と、あらためてMのほうへ椅子を回し、手を伸ばして1通の書類をMに手渡した。その書面の上部に打たれた文字は、コピーならではのかすれがありながらも、「CT報告書」というタイトルであると見分けることにさしつかえはなかった。これまで、Mが一度も渡されたことのない書類である。

Mは、首を起こして書面から離した老眼の目を、書面の中央に記載された文面に走らせた。

［画像所見］直腸がん術後。明らかな再発や転移を疑う所見は認められません。

［診断・結論］直腸がん術後。明らかな転移再発なし。


「ＣＴの検査結果のくわしい内容について、Ｍさんに報告できるのは、いまのところはここまでである、ということですね」

Ｋ医師は、自分の言葉をかみしめるようにゆっくりと言った。

いっぽう、Ｍは、［画像所見］と［診断・結論］に共通した「明らかな」という形容詞に注意をひかれ、そこで生まれた「引っかかり」が何であるかを突き詰めているところだった。

「画像所見」と「診断・結論」における文面は、裏を返せば、「明らかな」再発や転移でなければ、ＣＴ検査では発見され得ない、という意味に読み取ることができる。では、ＣＴ検査で発見され得る「明らかな」再発や転移とは、どのような状態を言うのだろうか――。

「明らかな」という言葉からすれば、がんがはっきりと腫瘍化し、さらに転移によって広がっている状態を思い浮かべざるを得ない。だとすれば、「すでに時遅し」を意味することにさえなりかねない。百歩ゆずって、そこまで意味を広げるのは極端にすぎるとしても、発がんが「明らか」である状態でのがん発見は、とうてい「再発予防」と呼べるものではあるまい。

そうしたことを問い詰める代わりに、Mは、K医師にこう質問した。

「CT検査、腫瘍マーカー検査、大腸内視鏡検査を受ける以外に、がんの再発予防のために、何かできることはないんでしょうかね」

ややあって、K医師は、マスクをした顔に苦笑いのようなものを浮かべて、

「それは、身体にいいものを食べて、しっかり睡眠をとって、適度に運動していただくことですね」

Mは、無言でこまかくうなずいた。これはこれは、再発予防の件からは、やんわりとお引き取りを願ってきたな——。胸の奥で、そうつぶやいていた。

とはいえ、K医師は、ことさらにネガティブなことを口にしたわけではない。標準治療の現状を、ありのままに述べたにすぎないのだ。

第5章

「手術をしない選択」が「再発予防」の第一歩

赤木純児医師のクリニックへ行って、今後のことを真剣に相談してみるかな……。

そんなことをMが考えたのは、２０２３年の6月6日、Mの自宅を訪れた『ヘリックスジャパン』の営業マンが、こんなことを口にしたのを思い出したからだ。

「赤木先生、今年の10月には、東京にクリニックの分院を開くことになっているみたいですよ」

佐藤俊彦社長からMに渡された赤木純児医師の著作『がん治療の「免疫革命」』には、赤木医師が免疫療法に水素ガス吸入を取り入れたのは、『ヘリックスジャパン』の社長から水素ガス吸入器を提供されたことがきっかけだったと書かれていた。

そんな話を、Mの自宅に水素ガス吸入器を運び入れた『ヘリックスジャパン』の営業マンと交わしたことから、赤木医師の近い将来の動向にまつわる情報が、たまたまMの耳に入ることになったわけだ。

赤木医師の著作が入口となって、水素ガス吸入免疫療法を始めたMにとっても、赤木医師が院長をつとめる熊本のクリニックは、何といっても距離的に遠い存在だった。

その『くまもと免疫統合医療クリニック』には、赤木医師が考案した独特の免疫療法を求めて、遠路はるばる全国から「がん難民」が訪れているとのことだったが、そうした旅人のひとりになるつもりは、Ｍにはなかった。

自身、がんの再発に並々ならぬ不安を抱く身ではあっても、医者にサジを投げられた末期がん患者とは立場が大きく違う。熊本くんだりまで行かずとも、「再発予防」の方途は、東京か東京周辺で何か見つかるだろうと思っていた。現に、Ｍは、生まれ育った東京で、水素ガス免疫療法と温熱療法を手に入れることができた。その時点では、Ｍとしては、免疫療法の取り入れをさらに推し進めていこうという考えには至っていなかった。

だが――、赤木純児医師のほうが東京に進出して来るとなれば、事情は大きく変わってくる。

水素ガス吸入器の営業マンから聞いたその話を、Ｍがいかなる時点で思い出したのか――。それは、腫瘍マーカー検査やＣＴ検査の結果を不用意に信頼してはならない、といった教訓を、Ｋ医師の発言から読み取ったあとのことだった。帰りのタクシーのなかであったにせよ、自宅に戻ってからにせよ、その日のうちに思い出したことは間違いない。

執刀医Yから「直腸がんのリンパ節への転移」を知らされて以来、Mが求め続けていたのは、がん再発を予期するうえでの精確な画像や数値だった。だが、11月22日の診断によって、保険適用内のがん検査では、腫瘍化したがんを発見することはできても、がん再発を予知することまではできない、ということが明らかになったのである。

赤木医師のクリニックが、1カ月前に東京進出を果たしているというなら、がん再発を予期する方法について、赤木医師の見解をじかに聞かせていただかない手はない――。というぐあいに、Mは、このときにもシンクロニシティを感じていたのだった。

翌日の11月23日、Mは、佐藤氏にショートメールを送って、赤木医師が1カ月前に東京進出したことを確認した。しかるのち、『くまもと免疫統合医療クリニック』の分院である『TOKYO免疫統合医療クリニック』に電話を入れ、セカンドオピニオンの予約を取ったしだいである。

がんの「再発予防」を、保険医療にまかせていいのか

セカンドオピニオンの日時は、２０２３年の12月15日。都内総合病院でMにたいして実施された、「直腸がんの術後1年目の再発」を警戒しての集中的ながん検査が終了した、わずか2日後である。

この時点から、Mのがん再発予防への取り組みは、『ＴＯＫＹＯ免疫統合医療クリニック』におけるセカンドオピニオンを経て、「ＣＴＣ検査」および「免疫状態検査」に進み、赤木医師による検査結果の診断へと推移する。

はたして――、『ＴＯＫＹＯ免疫統合医療クリニック』でMにたいして実施されたＣＴＣ検査と免疫状態検査の結果は、前者はギリギリ合格、後者が不合格だった。Mの免疫力が、がんと闘うためのレベルに達しておらず、したがってがん再発のリスクがきわめて高いことが判明したわけだ。

検査結果にショックを受けたMだったが、そのいっぽう、がん再発のリスクを明確に予知した「三段階のキラーT細胞の力関係」を表す数値に、闇のトンネルから抜け出た

ような新鮮さを覚えた。いまどき、あらゆる業界で使われている新語を使えば、がんの再発リスクが「見える化」されたわけだ。

そんなシャレを抜きにすれば、「はじめて、体内の閉ざされた闇に光を当てられた」というのが、嘘偽りのないMの心境だった。直腸がんの手術以来、検査漬けの日々を送りながらも、おのれの体内における「キラーT細胞の状態」というものを一度も明かされることがなかったのだから、あながち大げさな表現ではあるまい。

ところで——、「直腸がんの術後1年目」を踏まえて総合病院で実施された5カ月、8回におよぶ集中検査を、Mは、一度の腫瘍マーカー検査を除いて、ことごとくクリアした。標準治療が頼みとするがんの三大検査（CT、腫瘍マーカー、大腸内視鏡）を、8割7分の確率で合格したのである。にもかかわらず、免疫力の判定検査では不合格だった。

何を言おうとしているかは、もうお分かりだろう。がんの「再発予防」を標準治療にゆだねている限り、再発を知ることはできても、予知することはできない——。この隔たりがいかに重大なものであるかは、本書の読者ならば、すでに、じゅうぶんご承知のことと思う。

【疑わしきは免疫状態検査へ】

赤木純児

私は、「免疫状態検査」をがんの定期検診に加えてもらいたい、と切に願っている。その切なる願いの背景にあるのは、多くの患者さんが、早期発見できるがんを発見できずに進行させてしまうことへの歯がゆさ、拾えるはずの命を落としてしまうことへの悔しさにほかならない。

定期的に免疫の状態を調べれば、早い段階でがん治療をスタートさせられるはず、手遅れになる人を減らせるはずだと、私は、常日頃から感じている。

私がおこなっている「ＡＭＣ－Ｓ・免疫状態検査」における、「三段階のキラーＴ細胞」それぞれの基準値は、臨床的な実績の積み重ねから導き出された数値であり、臨床的な証明をともなった数値である。

私は、1992年から1995年までアメリカの国立がん研究所に留学していたことをきっかけに、がんに関係する免疫細胞の基礎研究から始まって、その研究成果を証明する臨床を絶えずおこなってきた。その30年にわたる研究と臨床の成果が、くだんの数値に反映されていることを知っていただきたい。

こんなことを訴えるのも、ひとえに、くだんの「AMCI-S・免疫状態検査」をがんの定期検診に取り入れてもらいたいがためである。

この訴えに説得力を持たせるうえで、最もふさわしい症例を紹介させていただこう。

それは、88歳の男性の例である。この人は、腫瘍マーカー検査の数値が基準値を超えており、CT検査でも「膵がんの疑い」という所見があるのだが、PET-CT検査では、「FDG」の集積が見られなかった。

PET-CTは、がんの「ブドウ糖に集積する性質」を利用した検査法で、ブドウ糖に類似した「FDG」を体内に注入し、「FDG」の集積によって赤く光る様子を断層画像でとらえて、がん化した部位を発見する。

「ＦＤＧ」は「フルオロデオキシグルコース」の頭文字で、「放射性薬剤」と訳される。つまり、「ＦＤＧ」の集積が見られないというのは、ＰＥＴ－ＣＴ検査では発がんが認められないということだ。

はたして――、この人に「ＡＭＣＩ－Ｓ・免疫状態検査」をほどこしたところ、免疫的には進行がんの状況であることが判明した。そこでＣＴＣ検査をおこなってみると、「２・４」という検査結果が出た。血液１㎖中にがん細胞２・４個というのは、もはや正常な状態とは言い難い。

つまるところ、膵臓がんを罹患していたことが確認され、この人にたいする本格的な免疫治療がほどこされることになった。そうすると、思いのほか免疫状態がいちじるしく改善して、それとともに腫瘍マーカーの数値が正常化し、ＣＴ検査でも「異常なし」の所見が得られるに至った。

免疫状態の改善については、以下の通りに数値で表されている。

「善玉キラーＴ細胞」　［基準値90以上］……………80・75→96・78

「悪玉（疲弊）キラーT細胞」［基準値10以下］……………31・0→3・0
「抑制性キラーT細胞」［基準値1・4以下］………13・75→1・03

腫瘍マーカーが「クロ」だが、CTは「灰色」でPET-CTは「シロ」という検査結果が、「AMC-S・免疫状態検査」では真っ黒になった。これはもうグズグズしてはいられない、ということになり、進行がんという前提で免疫治療を開始したところ、現在は、免疫的治癒状態に至っている——。そういったしだいである。

発見のむずかしさは、あらゆるがんについて言えることだが、膵臓がんはとくに発見がむずかしく、分かったときにはすでにステージ4で、有効な治療がほどこせなくなっている、というケースがあまりにも多い。ここで紹介した88歳男性も、かりに標準治療での検査に身をあずけ続けていたなら、同じ轍《てつ》を踏んでいたものと思われる。

まとめよう。発がんが疑われたならば、時を待たずに免疫状態を検査し、検査結果に示された数値に応じて治療を開始すべきである。そうした手順によって、誰もが、「すでに手遅れ」という悲しい事態を回避できるのだ。

がんを宣告された人は、こうして「手術」へと誘導される

がん再発のリクスが高いことが明確に表されたのなら、あらためて「再発予防」の策を講じなければならない。そのようなしだいで、Mは、「赤木メソッド」の主戦力であるオプジーボ（&ヤーボイ）の投与を受ける運びとなったわけだが、その本格的免疫療法の開始と結果についてお話しする前に、「手術をしない選択」という、免疫療法ときわめて密接な関係にあるテーマに取り組んでみたい。

ここで、本書の「序章」で取り上げた小山和作医師のケースを思い出していただきたい。3・5cmの咽頭がんをがんの専門病院で発見された小山氏は、なぜ、くだんの専門病院が判断した緊急手術を拒み、赤木純児医師の免疫療法に全権をゆだねることになったのか。

それは、小山氏が、咽頭がんの手術によって声を失ない、予防医学の講演という大切な生きがいを奪われることを、何よりも大きな人生の損失と考えたからだ。小山氏は、「生き延びる」ことよりも「QOL（生活の質）」を優先したのだ。小山氏の再発がんが

「赤木メソッド」によって消し去られた快挙は、じつはそこから始まっている。

すなわち、「手術をしないでがんを治療する」という受療者の選択があってこそ、免疫療法の本領は発揮されるのだ。

だが、ほとんどすべての人にとって「手術をするか、しないか」という、2本の線路はない。検査機関または病院でがんを発見されるか疑われるかした時点で、選択の余地なく「手術」へと続く線路を走る列車に乗せられてしまうからだ。

Mのケースも、その例に漏れない。2022年4月21日の晩、突然の血便に驚かされたMは、翌朝9時5分、近隣の消化器系クリニックで外来受診した。その場で、大腸に挿入されたスコープによって悪性腫瘍の発見となり、クリニックの院長に都内総合病院を紹介され、午後12時20分、総合病院の消化器外科で直腸がんの診断を下された。その場には、クリニックでの受診から付き添い続けた妻が同席していた。

このときの模様を、例によって、Mの日記からの抜粋で再現させていただくとしよう。このなかに、患者を手術の方向へ誘導していく医師の論法、その論法にあらがうことのできない患者側の心理がありありと物語られている。

『総合病院消化器外科の担当医Yのデスクに置かれたPCに、クリニックの院長から私に託された、大腸カメラの画像が映し出されていた。「がんは大きいですよね」と私が球を投げれば、「はい、大きいです」とY医師は即座に返球。ややあって、Y医師は椅子の上で居住まいをただし、「不幸中の幸いと言っては何ですが、がんは直腸の1カ所に集中しているように見えます」。

がんの治療には手術、放射線照射、抗がん剤服用の3つがあり、最も望ましいのは手術による除去であることを説明したあと、Y医師は、「そこで問題になるのがステージです」。さっと私の全身を包む、冷たい緊張。「直腸のがんがリンパやほかの臓器に飛んでいたら、手術しても意味がありません」。その先に続く言葉を、私は頭のなかでつないだ。がんがステージ4ならば、もはや手術はできない。寿命はグンと縮み、しかも死ぬまでがんでいるしかない……背後に座った妻が同じ思いを抱いているのが肌で感じられ、なんとも辛い。私を心配する妻への心配が自分自身への心配を上回るとは、我ながらちょっとした驚き。』

このように、がん専門の外科医による最初の診断で、がん患者は、「手術ができることが、どれだけありがたいことか」を吹き込まれる。

こうした患者の心理効果もあずかって、患者の意思による「手術をするかしないか」の二者択一は当初から除外される。

【日本のがん治療は、圧倒的に手術が主流】

赤木純児

私が外科医だった当時は、手術が可能ながん患者を前にした場合、かならず「これだったら手術しましょう」となっていた。その点は、ほかの外科医と変わりなかった。

そのころは、最盛期で年間200例も手術をしていた。それを、7〜8年続けていたのだから、がん専門の執刀医として千数百のオペをこなした計算になる。それだけに、多くの再発に遭遇しなければならなかった。なにしろ、進行がんの場合は、がんを切り取っても50％は再発するのだから、達成感よりも挫折感のほうがまさってしまったのは、無理もないことだ。

再発率はがんのステージによってぜんぜん違うのだが、早期のがんは手術で完治させられるのにたいし、ステージ３以上になると、やはり再発してくる。しかも、転移をともなうのが常だった。

標準治療から免疫療法に鞍替《くらが》えしたあとも、しばらくは、ステージ１か２ならば手術したほうがいい、という姿勢を崩していなかった。

そのいっぽう、熊本で開いた免疫療法のクリニックには、「手術をしたくない」と考える患者さんがぽつぽつ来院し始めて、そういう人には、手術が可能な場合でも「赤木メソッド」による治療をほどこすようになった。実際、「赤木メソッド」によって免疫状態が改善した人には「赤木メソッド」が奏効したことになる。そうした実績が積み重ねられていくうちに、手術への思い入れの名残《なごり》のようなものが、だんだん頭のなかから消えていった。

といっても、日本のがん治療において、手術が絶対の主役であることに変わりはない。

私のクリニックでがんの早期発見をした患者さんを、手術のほうに連れていかれてしまうこともしばしばだ。患者さんからは、「今日になって、手術をすることにしました」なんていう電話が入ったりする。

外科医は、元来、手術がしたいものなので、もう絶対に手術へ誘導する。そこには、手術の症例を増やしたい、という意識も働いている。

前立腺がんの場合、ヨーロッパやアメリカでは「男性機能を奪われてたまるか」ということで、放射線治療が第一オプションになる。だが、日本では泌尿器科の医者は外科医なので、欧米とは反対に、いま急増中の前立腺がんのほぼすべてにたいして、手術が勧められてしまう。

日本では、60歳を超えた男性が、前立腺がんの手術を医者に勧められると、家族からも「お父さん、男性機能はもういいよね」などと言われる。すると、悲しいかな、本人は切りたくないのに切る選択をしてしまう、そんなケースも多いと聞く。

ことほどさように、日本のがん治療では圧倒的に外科が主流であり、切ることが主流である。食道がんでも、欧米では放射線化学療法が主流になっているが、日本では大半が手術を受けさせられる。

欧米では、とくに消化器系のがんになると、医者の選択によって手術が避けられることが多くなる。欧米人は脂肪が多いので、腹部を切る手術が困難をきわめる。だから、医者たちが、手術をしたがらないのだ。その点、日本人の腹部は手術しやすい。欧米人にくらべて脂肪が少ないからだ。


直腸がんの発覚から2カ月半、手術実現に向けて2段階の集中検査を乗り越えたMは、手術へのゴーサインが出されたせつな、けわしい丘の頂《いただき》まで登りきったような到達感を覚えた。

だが――、Mが登りきった丘の頂から眺めた前方の景色には、これまでは目に見えなかった難所が姿を見せ始めた。その最初の難所が、ストーマ（人工肛門）の装着だった。

7月8日の診察にて、腹腔鏡《ふっくうきょう》手術が可能になったとMに告げたあと、Y医師は、満を持した様子で、こう因果をふくめたのである。

「腹腔鏡手術ができることになったにしても、直腸を縫ったあとが破れる縫合不全が起こる可能性があります。これが起こると便が逆流し、体内に細菌が繁殖することによる敗血症を引き起こします。これは、死に至ることもある恐ろしい病気です。これを避けるため、人工肛門を作らせていただきます。腸まで行った便が縫合不全によって逆流するのを防ぐべく、腸の一部を外に出して便の逃げ口を作るわけです」

縫合不全のリスクは術後1週間、すなわち術後入院中にいちじるしく低下するとの説明がなされたが、それよりもMを激しく動揺させたのは、人工肛門の装着そのものだった。

「手術への道」を見すえ、ただひたすら手術をさまたげる浸潤や転移が現れないことを願っていたMに、直腸がんの手術にはストーマの装着が付いて回ることなど、意識の範《はん》疇《ちゅう》になかった。この段になって人工肛門の装着を告げられたことは、Mにとっては、それこそ予期せぬ落とし穴にはまったようなものだった。

だが――、落とし穴はひとつではなかった。どころか、Mが進んできた「手術への道」には、さらに大きな落とし穴が待ち受けていたのだ。そのことを真に迫ってお伝えするには、Mの日記に克明に記されたY医師とMとの問答を抜き書きするにしくはない。

『「では、説明を進めさせていただきます」と、重々しい口調のY医師。まだ何かおそろしいサプライズがあるのかと、こちらは戦々恐々。「今回の手術では、再発防止を第一に考えて、直腸の3分の2を切除します。直腸を肛門のすぐ上の部分から中央部まで切除し、ふたつの部分をつないで縫合するわけです」。これまで私が想定していたのは、がんの切除とともに直腸の一部が削り取られるくらいのレベル。だが、ここで明かされたのは、直腸のほとんどが切り取られる、オトナの服をコドモ用に裁断するような荒療治――。

「直腸は便を溜める場所なので、これだけの部分を切り取れば術後にオムツが必要になるケースが出てきます。しかし、その問題は時間が解決してくれるでしょう」。ショッキングな話をすいすいとエスカレートさせる外科医を前に、私は、目を白黒させるばかり。「それにしても、こんなに切り取ってしまったら、正常な生活を取り戻すのにずいぶん時間がかかるんじゃないですか」。Y医師は、腕を組んで顔をうつむけ、返答に迷う様子を見せたあと、「そうですね。最短で1年、普通なら3年」。それを聞いて、私は、何かがノドにつかえたように絶句。

しばしの沈黙のあとに口をついて出たのは、「私の直腸がんに関してですが、手術以外の治療法は考えられませんかね」。はたして、相手の返答は、「今のところ日本の医療では、直腸がんの治療については、化学療法のあとに手術で除去という方法がメジャーになっています」。私の動揺に気づいていないのか、その口調はあくまでも穏当。いっぽうの私は、「いや、日本の医療においてメジャーかどうかではなく、先生自身のお考えはどうなんです。やはり手術がベストの方法とお考えなのか」と、強く問いただす口ぶり。それに対しても、Y医師の様子は冷静そのもの。「私にとってのベストは、手術です。5年後には、日本の医学界でも、ほかの治療のほうが効果的だというデータが出ているかもしれませんが……。現に、欧米では、大腸がんを切らずに治すという方法が一般的になっています」。

「それにしても、直腸がんの手術は不利益が大きすぎますね。日本にも、直腸がんの治療を化学療法のみで行っている例はないんですか」。私は、こんなことまで言い出す始末。医師は、ふと天井を見上げ、手術の説得をひと休みする様子。「一部あります。抗がん剤を点滴で打つというような。いずれにせよ、私はその方面にくわしくないので……」「手術のキャンセルは、いつまでなら可能ですか」「直前まで可能です」。私の混乱ぶりとは対照的に、医師の返答はしごく明快。「私の知っている患者さんには、全身麻酔の直前に手術をキャンセルされた方もいるくらいですよ」。ややあって、私は、「では、よく考えさせていただくことにします」。すると、Y医師は、「私としては、キャンセルがあるなしにかかわらず、これまで通り手術を前提にしてスケジュールを組んでいきます」。』

こちらが、手術に対して明らかなためらい、動揺を見せようが、おかまいなしにグングンと手術への準備を進められてしまう。こうなると、もうノンストップの列車に乗せられているようなもので、手術というターミナルに着くのがいやならば、走っている列車から飛び降りるしかない――。たとえて言えば、そんな感じだった。

がん発覚の４カ月後、Ｍが直腸がんの手術を受けたのは、これまでお話ししてきたとおりである。

「医者ガチャ」であきらめてはならない

Mは、がん治療において「手術」を選択し、「再発予防」においては「免疫療法」を選択した。だが、もしも、消化器系専門のクリニックでがんを宣告された2022年4月22日の時点にタイムスリップできるなら、Mは、最初から「切らないがん治療」を選択することだろう。

「手術成功後にも残る見えないがん」「再発予防における標準治療の頼りなさ」「直腸の8割強を切り取ったことによる、3年間にわたる排泄障害」、そして「絶え間ないがん再発の不安」といった負のスパイラル(連鎖)に鑑みるなら、「切らない治療」からのスタートは、いまなら当然の選択に思える。免疫療法による「切らない治療」で始まり、「免疫療法による精確な検査」で再発を監視、「免疫療法で再発がんを根絶」という、小山氏のQOL(生活の質)を守り抜いた最良のパターンにあやかれるのなら、「あのとき、直腸がんの治療を標準治療で始めたのはボタンの掛け違いだった」とまで言ったとしても、あながち極端な表現にはなるまい。

現実に目を向ければ、手術が可能であると判断された場合に「切らない選択」をするのは、誰にとっても容易なことではない。そんな大多数の人々に向けて、こう言わせていただく。ひとたびがんを切ったあとでも、免疫療法を再発予防に有効利用することはいくらでもできると――。

ここでは、ごく常識的な線に沿ったケースを想定してみよう。

掛かりつけのクリニックにおける診察でがんを疑われ、近距離の大学病院または総合病院を紹介される――。（ほとんどすべての人にとって避けることのできない）このパターンにハマってしまったならば、紹介された病院での正式な検査によってがんが発見された時点で、再発を想定して免疫療法を受ける道を開いておくべきである。それが、老ライターＭの実体験から導かれた教訓だ。

標準治療に並行して免疫療法を受けることについては、多くの場合、標準治療の担当医に紹介状を書いてもらう必要が出てくる。そこで、担当医のメンツをおもんぱかっての遠慮、ためらいが生ずるのが人情というものだろう。だが、そんな遠慮は決然と振り捨てなければいけない。もし、紹介状を書くことをしぶったり、免疫療法と標準治療の二者択一を迫ったりする医者に当たってしまったなら、その医者と決別、あるいは病院全体と決別するだけの覚悟がなくてはならない。

自分の生死を左右する場面なのだから、「親ガチャ」ならぬ「医者ガチャ」などとあきらめるのは、まったくのナンセンスと思ってしかるべきである。

【免疫療法と腫瘍内科医】

赤木純児

昔は、がんを手術したあとの化学療法も、執刀医がそのままやっていた。いまでは、大病院においては、手術から化学療法に移る段階で、患者は外科医から腫瘍内科医に渡される。

腫瘍内科とは、がんに対する、抗がん剤をはじめとする薬物治療を行う診療科であり、本書にたびたび登場するオプジーボやヤーボイといった免疫チャック阻害薬、がん分子標的治療薬などの治療も行っている。とはいえ、この診療科の足跡は、抗がん剤の開発の歴史とともにあり、腫瘍内科医の主な仕事は、抗がん剤による治療であるのが現実である。

すでに述べた、夢の治療薬と言われたオプジーボが使ってみたらあまり効かない、という状況を経験してしまっている医師も多い。それ故、水素ガス吸入療法との併用で、効果を実感している私の立場や考え方とは相いれない部分もあろうことは容易に想像がつく。

がんが再発した場合、再度手術することはまず不可能で、どうしてもその先は、見込みの薄い抗がん剤治療に頼ることになる。かつて外科医だった私は、抗がん剤を使いながら、患者さんのその先の苦難に絶えず胸を痛め、結局は免疫治療に舵《かじ》を切ることになった。

しかし、いまは腫瘍内科医にお任せすることになるため、外科医も昔ほど手術後の再発に心を痛めることはなくなっているだろう。私もがん専門の外科医のままでいたら、これほど深く再発のことを考えることはなかったと思う。手術を成功させたら、あとは腫瘍内科医さん、お願いします、なのだから。

Mは、赤木純児医師のセカンドオピニオンを受けることが決まった段になって、総合病院の担当医Kに『TOKYO免疫統合医療クリニック』への紹介状と血液検査のデータを収めたCDをそろえていただくよう求めた。

相手はあっさりしたもので、「分かりました。すぐにつくって、会計受付で受け取れるようにしておきます」と、何かが引っかかる様子はこれっぽっちも見せなかった。

その空気感に、Mは、医師Kの免疫療法への理解を感じるよりは、むしろ無関心を感じ取った。あたかも、そこに標準治療と免疫療法との隔絶が映り出ているかのようだった。

第6章　再発予防の経済学

この章では、がんの「再発予防」についての具体的なコストを割り出してみたい。

Mは、『TOKYO免疫統合医療クリニック』で最初の受検をしたとき、「免疫状態検査」に加えて「CTC検査」を受けた。だが、それ以降の検査ではCTC検査のほうは「免除」されている。そのようにお願いしたわけではないのに、なぜかそうなっているのだ。

これは、コストの問題を取り上げる本章においては、積極的にこだわってみたい一件である。

【CTC検査が一度ですむのは、どんな場合なのか】

赤木純児

CTC検査は、血液中を循環しているがん細胞を検出するもので、血液のサンプルをヨーロッパに送って検査を依頼し、結果報告を送り返してもらうシステムになっている。きわめて信頼のおける検査なのだが、採血から検査結果が出るまでの間に3週間ほど要するうえ、費用が高額になるという難点がある。

M氏の場合、最初の血液検査でCTC検査とAMC－S検査（免疫状態検査）を実施し、2回目からの血液検査はAMC－S検査だけになった。料金の話に入るのなら、まず、その理由を説明しておいたほうがいいだろう。

M氏には、セカンドオピニオンのときに総合病院で撮影したCT画像をお持ちいただいたが、その画像ではがんがない状態だった。そこで、血中にがんがあるかないかを、CTC検査によって調べてみた。結果は、血液1㎖に4・4個のがん細胞が検出され、陽性なので、免疫状態が悪ければがんが再発してしまう状況と言える。

では、免疫状態のほうはどうなのかと言えば、「赤木メソッド」の判定でカテゴリー4。これは、最も悪い部類に該当する。であれば、おのずと「再発は必至」という判断が成り立つ――。といった流れで、オプジーボとヤーボイの投与をお勧めしたわけだ。

それらを投与したあと、2回目に実施したAMC－S検査では、免疫状態が顕著に改善されていた。そのようなしだいで、2回目以降はCTC検査を外すかたちになったのだが、本音を言えば1年に1回は受けてほしいところだ。

ただ、費用の問題があるので、あえて勧めはしない。CTC検査は、がん検査だけで20万円かかり、その検査で「抗がん剤感受性」、つまり「各種抗がん剤との相性」まで調べるとなると、60万円にもなってしまう。

M氏に関しては、抗がん剤感受性までは調べなかったので、20万円ですんでいるわけだ。

「赤木メソッド」によってがん再発の危機から救い出されたMではあるが、それなりにフトコロを痛めたことはいなめない。最初の検査では免疫状態検査、CTC検査を受け、それによって判明した「再発リスク大」に対応すべく、オプジーボ+ヤーボイの点滴投与を受けた。

以上の費用をはじきだすと、免疫状態検査が2万円、CTC検査が20万円で、オプジーボ+ヤーボイが49万5000円（いずれも税込み）。締めて、71万5000円。読者がぴんとくる値段に置き換えるなら、5年落ち軽自動車の平均価格といったところか――。クルマは家に次ぐ大きな買い物であるゆえ、庶民にとっては、医療費としては限度を超えた金額に感じられるだろう。

ただし、ひとつ断っておきたいのは、これは免疫状態が最悪（「再発リスク大」）であった場合の値段だということだ。がんの治療後、最初に受ける「赤木メソッド」での検査結果が「リスク低」あるいは「リスク中」ならば、じつは喜ばしい値引きが期待できる。さように、「赤木メソッド」では、治療手順の進化とともに、料金体系にもめざましい進化がもたらされているところなのだ。

以下のケーススタディに入る前に、

［赤木メソッド］　治療薬の料金表

オプジーボ	ヤーボイ	料金 （円、いずれも税込み）
40mg	5mg	495,000
40mg	2.5mg	495,000
20mg	5mg	495,000
20mg	2.5mg	385,000
10mg	1.25mg	175,000
10mg		110,000
40mg		319,000

※上から5段目までは、オプジーボとヤーボイを併用した場合の料金、下２段はオプジーボのみを投与した料金（金額は2025年３月31日時点でのもの）。

がんに対する免疫状態は、「善玉キラーT細胞」の数値が高く、「悪玉キラーT細胞」と「抑制性キラーT細胞」の数値が低いことが望ましい、とあらためて確認しておきたい。

ケース①　善玉キラーT細胞（以下、善玉）が基準値（90）以上か前後、悪玉キラーT細胞（以下、悪玉）が基準値（10）以下、抑制性キラーT細胞（以下、抑制性）が基準値（1・4）以下の場合。

[再発リスクについての赤木医師の解説]

免疫状態は良好なので、この時点でのオプジーボとヤーボイの投与は必要ない。しかし、定期的なAMC－S検査による免疫のモニタリングが必要である。

ケース②　抑制性の数値だけが少し高い。善玉は基準値以上か前後、悪玉は基準値以下。

[再発リスクについての赤木医師の解説]

抑制性キラーT細胞の数値が高くて悪玉キラーT細胞の数値が基準値以下の場合には、オプジーボのみを投与する。オプジーボの投与量は、10～20㎎／bodyである。

ケース③　②と同じ免疫状態だが、抑制性の数値がさらに高い。
［再発リスクについての赤木医師の解説］
抑制性キラーT細胞のみが高値の場合には、オプジーボの量を増量して、20〜40mg／ｂｏｄｙ使用する。

ケース④　善玉は基準値以上か前後だが、抑制性がやや高く、悪玉もやや高い。
↓Ｍ氏の例＝善玉84・90　悪玉15　抑制性２・74（２０２５年１月10日）
［再発リスクについての赤木医師の解説］
この場合には、オプジーボとヤーボイ両方の投与が必要である。オプジーボは20〜40mg／ｂｏｄｙ、ヤーボイは２・５〜５・０mg／ｂｏｄｙを投与する。水素ガスの吸入も不可欠。ちなみに、このケースではヤーボイを投与しなかった。投与の当日、東京に不在だったのでその理由は不明だが、ともかく免疫状態は改善された。おそらく、Ｍ氏が水素ガス吸入を続けていたことが功を奏したのだと思われる。

ケース⑤　善玉は基準値以上か前後でも、抑制性も悪玉も高い。
[再発リスクについての赤木医師の解説]
赤木メソッドでのオプジーボとヤーボイの全量投与を行う（オプジーボ 40㎎／ｂｏｄｙとヤーボイ5・0㎎／ｂｏｄｙ）。水素ガスの吸入も不可欠。

ケース⑥　善玉が低く、抑制性と悪玉が高い。
↓Mの例＝善玉70・15　悪玉45 抑制性３・32（２０２４年1月12日）
[再発リスクについての赤木医師の解説]
この場合にも、赤木メソッドでのオプジーボとヤーボイの全量投与を行う（オプジーボ 40㎎／ｂｏｄｙとヤーボイ5・0㎎／ｂｏｄｙ）。やはり、水素ガスの吸入は不可欠。

【がん治療と再発予防、料金はどれだけ違うか】

赤木純児

がんの治療とがんの再発予防とで、「赤木メソッド」は大きく変わってくる。「再発予防」とのコントラスト（対照）を表す意味でも、がん治療の場合、「赤木メソッド」はどのようなスケジュールで進んでいくかを説明しておこう。

人の免疫状態は、当然のごとく個々人によって異なる。よって、「赤木メソッド」の効き目にも個人差が出てくる。

私は、最初の3カ月をがん治療の勝負どころと定めている。その期間で、効果てきめんの人は、がんが消える。もしくは、がんが顕著《けんちょ》に小さくなる。いっぽうでは、効果が表れない人もいる。その差を見きわめるべく、最初の3カ月に集中的な治療をおこなっていくのだ。

［1週目］　オプジーボ＋ヤーボイ＋ハイパーサーミア
［2週目］　低用量化学療法＋ひかり免疫療法＋ハイパーサーミア

［3週目］　オプジーボ＋ヤーボイ＋ハイパーサーミア
［4週目］　低用量化学療法＋ひかり免疫両方＋ハイパーサーミア

以上、月4回の治療を1クールとして、これを3クールおこなう。つまり、通院による3カ月間の治療になる。この間、患者さんには自宅に水素ガス吸入器を設置していただき（レンタル可能）、毎日3時間以上、水素ガスを吸っていただく。

この3カ月間のスケジュールを消化した段階で、検査をおこない、治療効果を判定する。もし満足な効果が得られなかった場合は、さらに治療を継続するかどうかを患者さんと相談して決める。いっぽう、好ましい結果が出た患者さんには、そのまま治療を継続してもらう。

1クール月4回のところを月2回に減らし、これを3カ月間おこなう。その治療期間が過ぎた段階でふたたび検査をし、結果が良好ならば、さらに治療の回数を減らす。さらに3カ月間、月1回だけ通院してもらうことになるわけだ。

このようにして、患者さんの免疫が立ち上がっていくのに合わせて治療の手を少しず

赤木メソッドの治療法

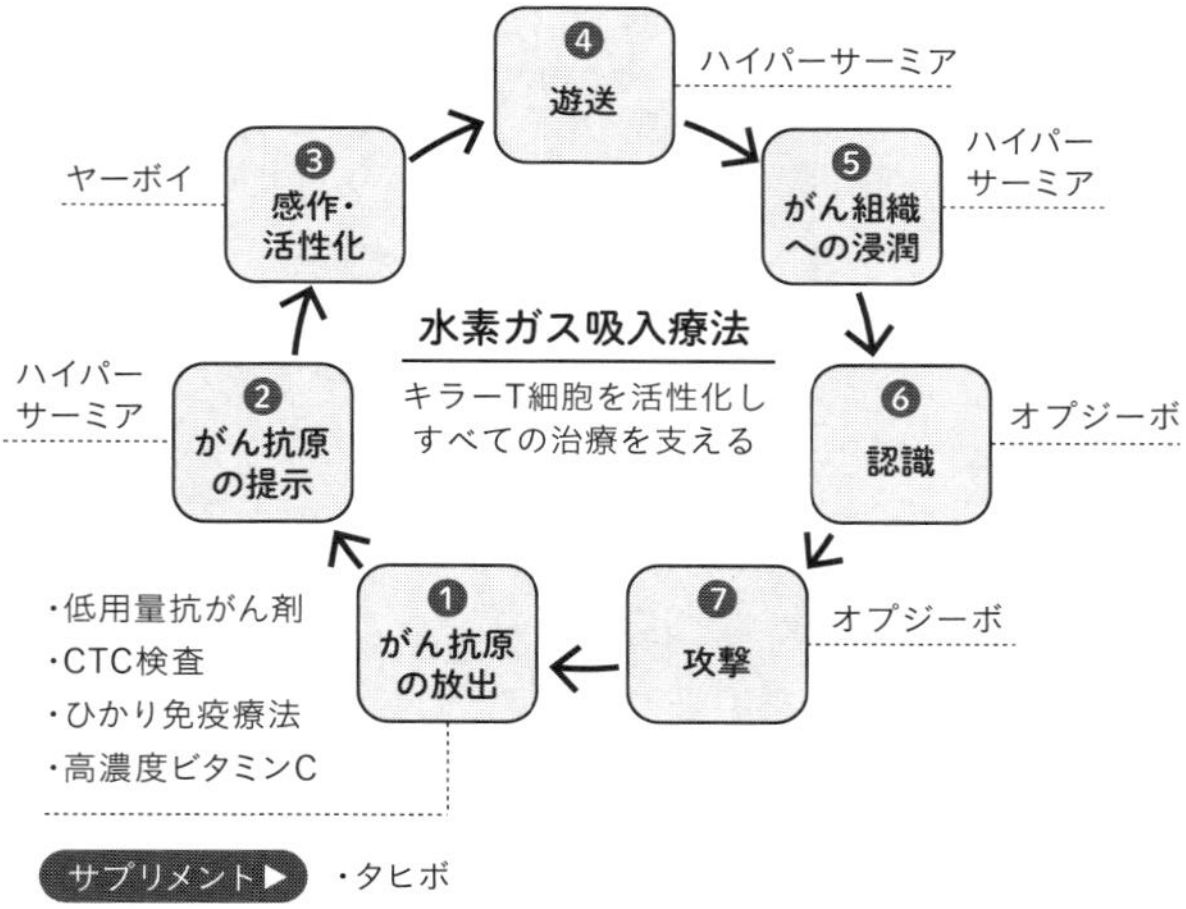

つ引いていく――。そこには、がんと闘うのは人にそなわっている免疫の力であり、治療とはそれを手助けすることだ、という免疫療法の根本姿勢が投影されている。

私は、この姿勢を、免疫療法のみならず医療全般に通ずるものであると考える。「医学の祖」とも「医学の父」とも呼ばれる古代ギリシアのヒポクラテスも、「医学は、人に元来そなわった自然治癒力を引き出すためにある」との言葉を残しているではないか。

ところで、肝心な費用の話だが

——、ここで説明させていただいた「赤木メソッド」の1クールは、基本が180万円。よって、原則の3クールをこなせば180万円×3＝540万円。「再発予防」の金額とは大きな差である。しかも、以上はあくまでも初動3カ月についての金額なので、それを超えて治療を進めていけば、当然、その差はさらに大きくなる。

がんが再発してしまえば、ほとんどの場合に転移がともなう。よって、手術はできない。あるいは手術が通用しない。そうすると、できる治療は、化学療法、放射線療法、あるいは免疫療法しかない。

ところで——、言いたくはないが、手術が不可能であった場合の化学療法、放射線療法は、回復の望みの少ない時間稼ぎとなるケースが多い。すなわち、手術が不可となったうえで、がん回復に望みをつなげたければ、新品のメルセデス・ベンツCクラスを買えるほどの出費が必要になるわけだ。

だが、そうならないための方法がひとつある。それは、がんに再発をさせないことだ。そして、再発させないためにしなければならないことが、しっかりとした再発予防なのである。

確実な再発予防に必要な費用は、前段で算出して紹介しているとおりだ。新品のメルセデス・ベンツＣクラスの値段にたいして、５年落ち軽自動車の値段。そう。「がん治療は、手を打つ時点が早ければ早いほど、治療費が安くなる」――。それが、がん治療における世界共通の法則である。

第7章

がんの「再発予防」は、免疫状態を良好に保つことにつきる

いかにも座り心地のよさそうなその椅子は、堀を流れる水がきらめき、うっそうたる木々の揺れる浜離宮恩賜庭園を望む窓を向いて置かれていた。これから1時間、このリラックスチェアに座って、堀川と森の向こうに高層ビル群が遠望される景色を眺め、温かいカフェオレを飲み、文庫本を読む。

だが、この椅子に座るのは、ゆったりとくつろぐことが目的ではない。老人Mの鼻には水素ガスを生むタンクにつながったカニューレが差し込まれ、セーターの袖をめくった右腕には、カートにつるされた薬剤のパックにつながった注射針が射されている。

2024年3月8日PM3：00。築地の高層ビル2階の一画に構えられた『TOKYO免疫統合医療クリニック』にて、Mにたいする本格的な「再発予防」の治療が開始されようとしていた。これより、オプジーボおよびヤーボイの点滴投与が、休憩なしで30分ずつ実施される。

当クリニックの赤木理事長により、「がん再発のリスク大」という重い診断を下されたMだったが、診断の深刻さとは打って代わって、治療のほうはなんとも安楽なムードで始められた。

直腸がんの手術以来、はじめての安堵

２０２４年4月19日ＰＭ３：00。中央区築地の「ＴＯＫＹＯ免疫統合医療クリニック」のカウンセリングルームにて、Ｍは、２度目の免疫状態検査の結果報告書に見入っていた。書類の中央には、例によって専門語と数値の組み合わせが三列にならべられている。前回は赤木理事長のペン書きによるものだったが、今回は右端の数値（被検者の検査結果）を除いた部分がきれいに印刷されていた。

①善玉キラーT細胞　(≦90)　82.82
②悪玉（疲弊）キラーT細胞 (≧10)　3
③抑制性キラーT細胞　(≧1.4) 0.71

「ずいぶん、数値が改善されましたね。なによりも、悪玉キラーT細胞の数が減ったことが重要です」

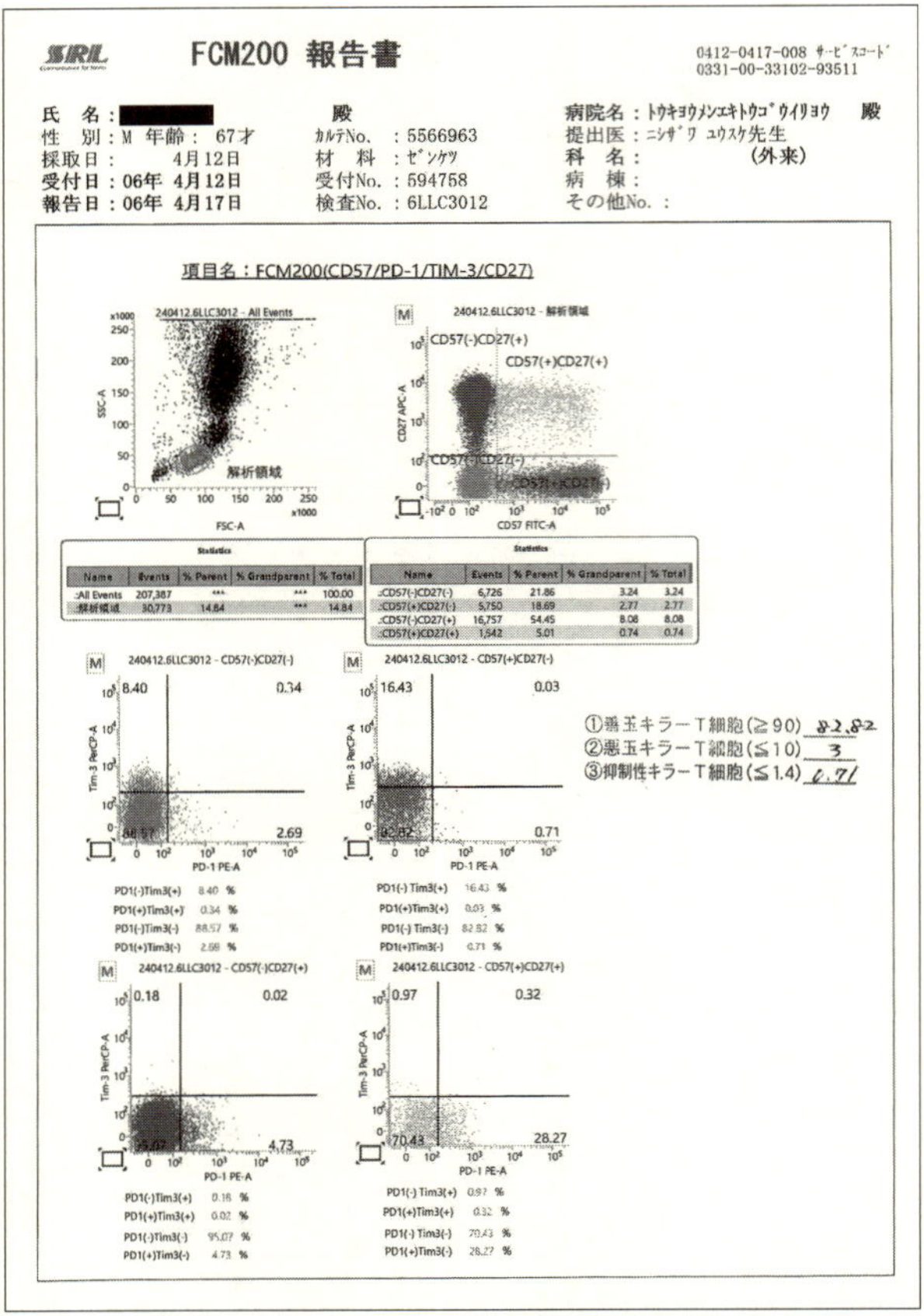

SRL　　FCM200 報告書

0412-0417-008 ｻｰﾋﾞｽｺｰﾄﾞ
0331-00-33102-93511

氏　名：[redacted]　殿
性　別：M 年齢：　67才
採取日：　　4月12日
受付日：06年 4月12日
報告日：06年 4月17日

ｶﾙﾃNo.　：5566963
材　料　：ｾﾞﾝｹﾂ
受付No.：594758
検査No.：6LLC3012

病院名：ﾄｳｷｮｳﾒﾝｴｷﾄｳｺﾞｳｲﾘｮｳ　殿
提出医：ﾆｼｻﾞﾜ ﾕｳｽｹ先生
科　名：　　　　(外来)
病　棟：
その他No.：

項目名：FCM200(CD57/PD-1/TIM-3/CD27)

240412.6LLC3012 - All Events

240412.6LLC3012 - 解析領域

Statistics

Name	Events	% Parent	% Grandparent	% Total
:All Events	207,387	***	***	100.00
:解析領域	30,773	14.84	***	14.84

Statistics

Name	Events	% Parent	% Grandparent	% Total
:CD57(-)CD27(-)	6,726	21.86	3.24	3.24
:CD57(+)CD27(-)	5,750	18.69	2.77	2.77
:CD57(-)CD27(+)	16,757	54.45	8.08	8.08
:CD57(+)CD27(+)	1,542	5.01	0.74	0.74

240412.6LLC3012 - CD57(-)CD27(-)

PD1(-)Tim3(+)　8.40 %
PD1(+)Tim3(+)　0.34 %
PD1(-)Tim3(-)　88.57 %
PD1(+)Tim3(-)　2.69 %

240412.6LLC3012 - CD57(+)CD27(-)

PD1(-) Tim3(+)　16.43 %
PD1(+)Tim3(+)　0.03 %
PD1(-) Tim3(-)　82.82 %
PD1(+)Tim3(-)　0.71 %

①善玉キラーＴ細胞(≧90)　82.82
②悪玉キラーＴ細胞(≦10)　3
③抑制性キラーＴ細胞(≦1.4)　0.71

240412.6LLC3012 - CD57(-)CD27(+)

PD1(-)Tim3(+)　0.18 %
PD1(+)Tim3(+)　0.02 %
PD1(-)Tim3(-)　95.07 %
PD1(+)Tim3(-)　4.73 %

240412.6LLC3012 - CD57(+)CD27(+)

PD1(-) Tim3(+)　0.97 %
PD1(+)Tim3(+)　0.32 %
PD1(-) Tim3(-)　70.43 %
PD1(+)Tim3(-)　28.27 %

M氏が2024年4月12日に受けたAMCIS検査（免疫状態検査）の結果。オプジーボとヤーボイを投与した治療の結果、善玉キラーT細胞の数値はまだ少ないものの、抑制性キラーT細胞、悪玉キラーT細胞の数値は基準値内にきれいに収まった。

ダイニングテーブル・サイズの机を隔てた椅子に座ってＭに対面した赤木純児理事長が、ノート型ＰＣの画面から目をはなし、いくぶん抑えた笑みを浮かべて言った。

【免疫のアクセルが踏み込まれる】　赤木純児

これまで言ってきたことをひと言でまとめるなら、「善玉キラーＴ細胞」は免疫のアクセルであり、「抑制性キラーＴ細胞」は免疫のブレーキである。Ｍ氏の今回の検査結果は、当クリニックにおける初回の検査結果にくらべて、いちじるしい改善が見られる。「善玉キラーＴ細胞」の数値が僅差《きんさ》で基準に届かず、免疫の勢いが少しばかり足りない、という物足りなさはある。とはいえ、「抑制性」によるブレーキが効いていない状態なので、水素ガスで善玉を元気づけておけば、成長しようとするがん細胞と闘うべき局面において、グーンと免疫のアクセルが踏み込まれることをさまたげるものは何もない。

とりあえず安心、ということなので、２カ月後のＡＭＣ－Ｓ検査までは、がん再発の不安をきれいに忘れて過ごしてもらいたい。

Mは、足元に置いたデイバッグから書類の束をはさんだクリアファイルを取り出し、そこから1回目の検査にかんする結果報告書を引き抜いた。赤木理事長の言うとおり、1回目と2回目とでは、血液検査の結果報告書における**「悪玉キラーT細胞」**の数値が大きく異なっていた。その度合いの大きさは、同じ検査対象の数値とは思えないほどだった。

「ほんとうだ、赤木先生のおっしゃるとおりですよ。こりゃ、何かの間違いじゃないでしょうね」

老ライターのMは、自分の痩せた尻が椅子から浮き上がるかと思うほど、気持ちが高まっていた。

当院での1回目の血液検査は、2024年1月12日。その検査の結果報告書における「悪玉キラーT細胞」の数値は「45」。ところが、たったいまMが手にした2回目の検査についての結果報告書では、「3」に激減している。確かに、両者の数値はあまりにもかけはなれている。

「善玉が増えることはあっても、悪玉が減少することはなかなかないんです。それなのに、ここまで激減している。悪玉キラーT細胞が減少することは、何よりもいいことなんですよ」

「あ、そうなんですね」

Mは、声を低くして喜びをかみしめた。67歳の男が、人前でこどものように大ハシャギするわけにもいかない。

「免疫状態のランクでいうと、カテゴリー3になります。カテゴリー1の次にいいクラスですよ。これで、ひと安心ですね。ほんとうによかった」

Mから見て赤木理事長の左隣に座った西澤雄介院長が、「赤木メソッド」ならではの用語を使って、危険なレベルにあったMの免疫状態が大幅に改善されたことを告げた。

3カ月前にがんの「再発リスク」が「見える化」され、ここへきて「再発リスクの消滅」が「見える化」された――。そうした明瞭さにこそ、この検査法の圧倒的なアドバンテージがある。

「ありがとうございます」

67歳の老人は、我知らず声をはずませた。こどものような笑顔をしていることが、自分でも分かる。「命がつながった」ことへの喜びを味わうのは、生まれてはじめてのことだ。

直腸がんの手術を終え、全身麻酔から醒めてから先は、「命がつながった」思いにひたるどころではなかった。手術室からベッドごと直行した集中治療室では、水分補給は点滴しか許されない渇きに苦しむなか、まるでモノノケの森に担ぎ込まれたかのように、各パーテーションから発せられる「トイレ行かせろ、漏らすぞ」「娘を呼びなさい、殺す気ですか」といった呪詛《じゅそ》を夜通し聞かされ、明朝に病室へ運ばれてからは、背中に刺さったままの麻酔針と尿管に挿されたチューブの痛みをこらえるいっぽう、はじめてのストーマの扱いに慣れることばかりに気を取られた。

そうした病室での1週間が過ぎ、ようやく人心地がついたころ、回診の執刀医Yから「検体にリンパ節への転移が発見され」、そして「再発の可能性が高まった」ことを告げられたのだった。

「ああ、ほっとしました。がんの手術をして以来、はじめてほっとさせてもらいましたよ」

まったくの本音だった。１年と８カ月前の８月９日に直腸がんを除去して以来、たえず胸に再発の不安がわだかまり続けたＭにとって、心の底からの一点のまじりっけもない本心だった。

終章

2025年1月10日PM4：00。Mは、『TOKYO免疫統合医療クリニック』にて4度目の採血をした。2024年6月21日における3度目の採血では、2度目と同様、「免疫状態はまずまず良好」という結果が出た。

とはいえ、4度目の採血については、初のオプジーボ+ヤーボイの投与から11カ月を隔てているので、Mの胸には何かしらの不安があった。初回の「免疫状態検査」のような悪い状態ではないにせよ、今回は良好というわけにはいかないかもしれないという、薄ぼんやりとした不安である。そもそも、そうした漠とした不安、動物めいた予感のようなものが、Mを4度目の採血に向かわせたのだった。

2025年1月21日PM4：00。4度目の「免疫状態検査」の結果は、Mの予感が的中するかたちになった。この日は火曜日に当たっており、金曜日のみ築地に出張する赤木理事長に代わって、西澤院長がMの診断を受け持った。

西澤院長からMに手渡された書類、過去3回に渡されたものと同種の結果報告書には、「赤木メソッド」特有の例の専門語と数値が、こう並べられていた。

①善玉キラーT細胞　（≦90）　84.90
②悪玉（疲弊）キラーT細胞（≧10）　15
③抑制性キラーT細胞　（≧1.4）2.74

これらの特異な用語と数値に、すでにお馴染みになっているMは、この検査結果が意味するところを、ただちに読み取ることができた。

悪玉キラーT細胞と抑制性キラーT細胞が、ともに基準値を超えている――。すなわち、免疫が働く力よりも、免疫の働きを妨害する力のほうがまさっている状態になってしまっているわけだ。

「腫瘍マーカーの数値は、CEAでもCA19－9でも基準値内で悪くないのですが、免疫力の数値は、それらの数値より早く表れるんです」

当クリニックの診察室でMに対面して座った西澤院長は、きわめておだやかな口ぶりで、そう話した。その説明は、Mには、分かりづらいところがないでもなかった。

「……と、おっしゃいますと」

「このまま放っておけば、腫瘍マーカーの数値もいずれ免疫力の数値に追いついて、遅れて悪くなるということです」

なるほど時間差攻撃か、などとラチもないことを口のなかでつぶやくMにたいして、西澤医師は、なおも静かな声で話を続ける。

「抑制性キラーT細胞が基準値を超えているということは、免疫力にブレーキがかかっている状態を意味します。2・74という数値ならば、ブレーキがかかりかけている、といった状態になりますが、安心はできません。前回6月21日におこなわれた検査の結果が0・56であるだけに、明らかな増加傾向を示していますから、このまま放っておくと危ない、と赤木先生もおっしゃられていました」

【再発の目印は、抑制性キラーT細胞にあり】

赤木純児

西澤院長の診察が「抑制性キラーT細胞」の数値をめぐる診断におよんだからには、

私が話を引き継がないわけにはいかない。ここへきて、いよいよ、本書における肝心要の話をする場面が訪れたようだ。

その肝心要のところに踏み込むについては、私が本腰を入れて再発予防に乗り出すきっかけとなった小山和作医師のケースを、あらためて持ち出さなくてはならない。

２０２１年２月、当時88歳の小山先生は、咽頭がんを発症していることが判明し、検査に当たった担当医より緊急手術を勧められた。だが３・５㎝の腫瘍なので、手術をすれば声帯を失なうことになる。それは、小山先生にとって受け入れがたいことだった。予防医学の大家たる小山先生は、その本職にまつわる講演を生きがいとしていたからだ。

そうした事情から、小山先生のがん治療は、私が熊本で開業した『くまもと免疫統合医療クリニック』にゆだねられることになったわけだ。

肝心な話は、ここからだ。私のクリニックに来院した小山先生に血液検査をおこない、免疫状態を調べた結果、「善玉キラーT細胞」と「悪玉キラーT細胞」の数値が正常の範囲内で、「抑制性キラーT細胞」の数値だけが高くなっていた。つまり、キラーT細胞にじゅうぶんな力がみなぎっているまま、免疫にブレーキがかかっている状態だったのである。

キラーT細胞が元気ならば、そこにかけられたブレーキを外すだけで免疫に発進力がもたらされるはずだと考え、キラーT細胞のブレーキを解除するオプジーボを投与したところ、1カ月後の免疫検査では「抑制性キラーT細胞」の数値がスーッと下がって、正常値になった。

その後、小山先生は、咽頭がんを患った影響で窒息《ちっそく》の可能性があったため、熊本大学医学部の卒業生であられる関係から、毎週のように熊本大学病院の耳鼻咽喉科に通って内視鏡検査を続けていた。そうした綿密な経過観察のなかで、1週間ごとに腫瘍が小さくなっていき、1・5カ月後に完全に消失したことが確認されるに至ったのである。

これなる経過と結果からすると、「抑制性キラーT細胞」が腫瘍の発生に深く関与していたのと同じく、腫瘍の縮小・消失にも深く関わっているのではないかと考えられた。

それから2年7カ月、小山先生の「CR」（完全寛解）が続き、その1カ月後、熊本大学病院で定期的に続けられていた内視鏡検査によって、再発の疑いが生じることになった。下咽部に、腫瘍再発を疑われる数ミリの影が発見されたのである。

このあらたな展開が、はからずも、私の推測を確信に変えさせる機会を到来させることになった。再発の疑いを告げられて、『くまもと免疫統合医療クリニック』に戻って来た小山先生を迎えたとき、私は、あることを予想していた。

はたして――、小山氏にほどこしたAMCIS検査（免疫状態検査）の結果は、私の予想が的中したことを示していた。やはり、「抑制性キラーT細胞」の数値だけが上がっていたのである。そのときの免疫状態を数値で表すと、以下の通りになる。

善玉キラーT細胞　（≦90）93.33
悪玉（疲弊）キラーT細胞（≧10）5.0
抑制性キラーT細胞　（≧1.4）4.4

90以上であるべき「善玉」は90を超え、「悪玉」は、10以下であるべきところを半分の5におさえられている――。それたいして、1・4以下であるべき「抑制性」だけが、基準値の3倍を超える危険域に達している。「善玉」と「悪玉」が正常なだけに、「抑制性」の異常が、危険信号を発しているかのように際立っていた。

　こうなると、小山先生のがん再発が「抑制性キラーT細胞」の増加によってもたらされたということを、もはや疑う余地はなかった。

　その時点で、小山先生は、オプジーボの治療に関して6カ月のブランクがあった。そのことを重視してオプジーボを投与した結果、1カ月後の検査によって「抑制性キラー細胞」の数値が顕著に下がっていることが確認されたしだいである。

　このあと、小山先生が、熊本大学病院の耳鼻咽喉科で内視鏡検査を受けたところ、「再発がん消失」の所見が得られたのだった。

　以上のケースに遭遇したことで、私は、「抑制性キラーT細胞」という研究課題に加えて、もうひとつの課題を差し出されるかっこうになった。それは、オプジーボの効果はどれくらい持続するのか、という課題である。

　それまでは、「オプジーボの効果は、投与から数カ月間持続する」とあいまいに言われてきたわけだが、私は、小山先生のケースに鑑みて、オプジーボの持続期間は、だいだい6カ月くらいなのではないかと思うようになった。つまり、6カ月ごとにオプジーボを打つことが、がんの再発予防に適しているのではないかと考えたのである。

とはいえ、人によって免疫状態が異なるからには、ひとしなみに「6カ月置き」と決めてしまうこともできない。実際、6カ月の半分の3カ月になったり、2倍の1年になったりと、オプジーボの効果が持続する期間は人によってまちまちなのである。

いずれにせよ、私が小山先生の症例から学んだことは、早期の再発では、「抑制性キラーT細胞」の数値が非常に重要な目印になるということ、「抑制性キラーT細胞」の数値を下げるうえでは、オプジーボが非常に高い効果をもたらすということ――、その二点に尽きる。

この二点をセットにすることで、がん再発の早期発見、早期治療に飛躍的な進歩をもたらされる――。私は、そう信じている。

西澤院長の診断にたいし、Mは、何かを考えようとした。だが、考えることなど何もないのだ。自分は、がんの再発を予防するために、ここに来ているのではなかったか。

「では、２度目のオプジーボの投与、ということになりますか」

「そうですね……よろしければ、今日にでも投与することができますが」

「え、そうなんですか。その場合、準備にはどれくらい……」

「15分ですみます」

「……私の現在の免疫状態は、急を要する状態ですか？」

「いえ、そこまでのものではありません」

Mは、ほんの一瞬、迷った。オプジーボを投与するかしないか、ではなく、今日この場で投与するかしないか、についてである。

オプジーボ投与１回分の料金からすれば、当然、サイフのなかにはそれに間に合う現金は入ってない。すなわち、カード払いか銀行振り込みになる……。そんなことを思っている自分に気づき、すでに自分が本日の投与を決断していることを知った。

かくして、２０２５年１月21日にオプジーボ40㎎の点滴投与を受けたMは、その効果が現れるじゅうぶんな期間を置いた２月14日の「免疫状態検査」を経て、２月25日ＰＭ

3：00の診察にいたった。

当日の診察を担当した西澤院長からMに渡された検査結果報告書、すなわち「三段階の免疫の力関係」を表した数値は、以下のようなものだった。

①善玉キラーT細胞　（≦90）　81.86
②悪玉キラーT細胞　（≧10）　8
③抑制性キラーT細胞（≧1.4）　1.35

「悪玉」と「抑制性」がほぼ半減し、危険値を下回っている――。それは、とりもなおさず、Mの体内から「がん再発の兆候」が消え去ったことを意味していた。

とはいえ、免疫状態の改善は「がん再発との闘い」の終わりを意味しない。「一度でもがんを患った人の体にはがんが残り続ける」という赤木純児医師の言にしたがえば、「Mは、がんの再発防止を持続するスパイラルに入った」と表現するのが正しいだろう。

「終わりなき闘い」ではあるが、その言葉には肝心な一点が欠けている。それは、この

「終わりなき闘い」には、つねに希望がともなっているということだ。

【がんの帯状疱疹化、ということ】

赤木純児

これまで、がん治療における「CR」というコンセプトについて、折に触れて説明させていただいてきた。ここでも「CR」が重要なキーワードになるので、あらためて説明しておくとしよう。これは、治療効果の判定結果について、「がんの兆候が消え去った完全奏効（寛解）」の状態を表す言葉である。

現在、私のもとには、CRと判定されたあとにCTC（血中のがん細胞の量を測る検査）を実施できたケースが9例ある。その検査の結果は、すべて「陽性」だった。日々、体内で生まれる5000個あまりのがん細胞は、免疫が活発に働いていれば腫瘍化には至らない。それにたいし、ここで言う「陽性」とは、腫瘍化が始まった、あるいはがんの幹細胞が体内にある（と思われる）状態を示している。

これらの症例を目の当たりにして、私は、CRについての認識を新たにした。それは、腫瘍マーカーの数値が正常で、CTでもPET－CTでもがんが検出されずにCRと判定された場合でも、CTC検査をおこなうとがんが検出されてしまう、ということだ。

その新たな認識にもとづいて、私は、CRについて新たな定義づけをしてみた。一般のがん検査では治療の「完全奏効」と判定されたにもかかわらず、CTCで調べると（腫瘍化した）がんが体内のどこかに残っていることが判明する。逆に言うと、がんは残っているのだが、体内の奥深くに潜伏したまま表には出てこられない——、それすなわち、「がんとの共生状態」なのではないか。

そこで、私は、ある言葉を思いついた。それは、「がんの帯状疱疹《たいじょうほうしん》化現象」という、いささか気味の悪い言葉である。

帯状疱疹に一度なった人は、90％の確率で、帯状疱疹ウイルスを体内のどこかに持ち続ける。それらは、免疫の状態が良ければおとなしくしているが、免疫状態が悪くなると、発疹や皮膚の痛みとなって表に出てくる。そうしたシーソーゲームを繰り返すのが帯状疱疹というものなのだが、がんもまったく同じ仕組みによって、引っ込んでいたり出てきたりすることが分かっている。ということで、「がんの帯状疱疹化」という言葉を思いついたしだいである。

一度がんになった人は、どうしても腫瘍化したがん細胞の一部が体に残ってしまっている。それが、発がんというかたちで現れ出ないようにするためには、免疫の状態を見張り続けること。その監視（検査）で免疫が落ちていることが分かれば、迅速な治療によって改善すること。そうした心得の実践が、またとない最高の再発予防なのであると——。

そのことを忘れそうになったら、ぜひ思い出していただきたい。「がんの帯状疱疹化」という、奇妙にして恐ろしい言葉を。

赤木 純児（あかぎ・じゅんじ）
医療法人全健会理事長、くまもと免疫統合医療クリニック院長。1977年、九州大学文学部を卒業後、宮崎医科大学（現 宮崎大学医学部）に入り直し、1983年に卒業。熊本大学大学院医学研究科博士課程修了後、1992年から1995年まで、アメリカの国立衛生研究所の国立癌研究所に留学し、腫瘍免疫を学ぶ。帰国後、熊本大学医学部付属病院第二外科（現 消化器外科）勤務、玉名地域保健医療センター院長を経て現職。日本がん治療認定医、消化器がん外科治療認定医、日本外科学会専門医・指導医、日本消化器外科学会専門医・指導医、日本消化器病学会専門医、日本乳癌学会認定医、日本統合医療学会認定医、日本統合医療学会理事・熊本県支部長、日本アロマセラピー学会評議員、理化学研究所客員研究員、国際水素医科学研究会理事長。著書に『水素ガスでガンは消える!?』（辰巳出版）、『ステージ4のがんを治す！』（さくら舎）、『がん治療の「免疫革命」』『がんを切らずに治す』（ワニブックス【PLUS】新書）、共著に『がんに向き合う12の魔法』（ワニ・プラス）がある。

ライターM
昭和三十二年、東京生まれ。2024年春より、東京都内と長野県の二拠点に在住。20年間の出版社勤務を経てフリライターとなり、各出版社から請け負うアンカーマンの仕事で生計を立てるかたわら、ペンネームを使って十数冊の自著を上梓、現在に到る。2022年4月に直腸がんを患い、手術後、標準治療の再発予防に不信感を覚えて、予防の重点を免疫療法に移した。以後、赤木純児医師が理事長を務める『TOKYO免疫統合医療クリニック』でがんの再発予防に照準を当てた検査および治療を受け続けている。

がんの再発
こう防ぐ、こう治す
免疫統合医療「赤木メソッド」で再発に挑む

著者 赤木純児
＋ライターＭ

２０２５年５月５日　初版発行

発行者　佐藤俊彦
発行所　株式会社ワニ・プラス
〒１５０－８４８２
東京都渋谷区恵比寿４－４－９　えびす大黒ビル７Ｆ
発売元　株式会社ワニブックス
〒１５０－８４８２
東京都渋谷区恵比寿４－４－９　えびす大黒ビル
装丁　橘田浩志（アティック）
柏原宗績
ＤＴＰ　株式会社ビュロー平林
印刷・製本所　大日本印刷株式会社

ISBN 978-4-8470-6230-8
ワニブックスＨＰ　https://www.wani.co.jp